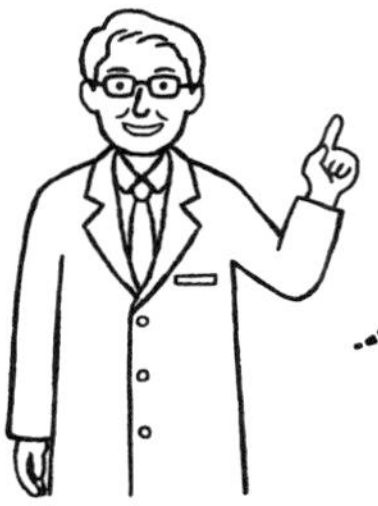

ひざの名医が
食べている

ひざの痛みが やわらぐ レンチンレシピ

監修
戸田整形外科リウマチ科
クリニック院長 医学博士
戸田佳孝

料理
管理栄養士
熊橋麻実

PHP

はじめに

食事に気を付けてあげることは愛情のこもった素晴らしい治療法

私は整形外科の開業医ですが、23年前に大阪府吹田市で開業してからも一貫して保存的療法（手術をしないで治す方法）の研究を続け、学会や研究雑誌（英語の雑誌も含めて）に研究成果を発表してきました。２０１２年以来、自分の研究成果を中心にまとめたオリジナリティーのある本を合計8冊上梓しました（文献１－８）。多くの患者さんが聞く質問は「ひざの痛みには何を食べたらいいか？」という内容なので、最近は保存療法の一種として食品を研究しています。

「医食同源」という言葉があります。「医」で治療するのは資格を持った医療関係者の仕事ですが、「食」で治療するのに資格は要りません。愛する家族や愛してくれた年老いたご両親が体調をくずされたときに、「私も助けてあげたい」と考えて、その症状によい食べ物を勉強して食事に気を付けてあげるというのは愛情のこもった素晴らしい治療法だと私は思います。

ひざが痛くなる人は圧倒的に中年以降の女性に多いです。そのため、この本に興味を持って手にしてくださった方の中には主婦が多いと思います。主婦の方は「家族みんなが好きな料理」という面から毎日の献立を考えるのは大変だと思います。また仕事と家庭の両立をなさっている女性は料理にかける時間が限られているので、電子レンジで「チン」とするだけの料理を中心に料理研究家の熊橋先生にレシピを考えていただきました。

読者の皆様に最後まで飽きずに読んでいただけることを心より願っております。

令和3年7月吉日　戸田佳孝

文献

1 戸田佳孝：『9割のひざの痛みは自分で治せる』中経出版（KADOKAWA）、２０１２
2 戸田佳孝：『ひざ痛の97％は手術なしで治せる』マキノ出版、２０１４
3 戸田佳孝：『腰痛はヤンキー座りで治る』マキノ出版、２０１５
4 戸田佳孝：『ラジオ体操は65歳以上には向かない』太田出版、２０１６
5 戸田佳孝：『10秒の「痛みとりポーズ」でひざ痛・腰痛はみるみる消せる！』ＰＨＰ研究所、２０１７
6 戸田佳孝：『１００歳まで自分の力で歩ける「ひざ」のつくり方』アルファポリス、２０１８
7 戸田佳孝：『1日半分のアボカドでひざの痛みはラクになる』河出書房新社、２０２０
8 戸田佳孝：『1回1分腰痛が消えるちょいトレ』三笠書房、２０２０

ひざの痛み
セルフチェック

いつ、どんな痛みがありますか？

**あなたのひざは
どんなときに痛みますか？
日常生活を思い出しながら、
当てはまるものに
チェックをしましょう。**

リキーネ先生の質問票

□ 寝ているときに痛む
□ 朝、目覚めたときに痛む
□ 30分以上立っていたときに痛む
□ 歩き出したときに痛む
□ 椅子から立ち上がるときに痛む
□ 10分以上歩くと痛む
□ 階段を上がるときに痛む
□ 階段を降りるときに痛む
□ しゃがみ込むときに痛む
□ でこぼこ道を歩くときに痛む

チェックの数が

2項目以下	……	軽症
3～6項目	……	中等症
7項目以上	……	重症

どんな病気も治療を始めるにはまず、現状を知ることが大切です。ひざの痛みが慢性的になると、痛みがなくても「ひざが痛い」と思い込んでしまっていることもあります。客観的にどんなときに痛むのかを上記の「リキーネ先生の質問票」を参考に思い出してみましょう。

フランスの整形外科医であるリキーネ氏は、ひざの痛みを10の動作に分けて研究をしています（※1）。10の動作は質問票にあるように具体的で、ひざが痛む場面を客観的に思い起こすことができます。

また、ズキズキとした痛みなのか、締め付けられるような痛みなのか、ピリピリとした痛みなのか、痛みの種類も様々です。どのような痛みなのかも客観的に分析をしてみましょう。

『ひざの名医が食べている　ひざの痛みがやわらぐレンチンレシピ』もくじ

汁物

主食

常備菜

ドレッシング

おやつ

〈健康なひざ〉

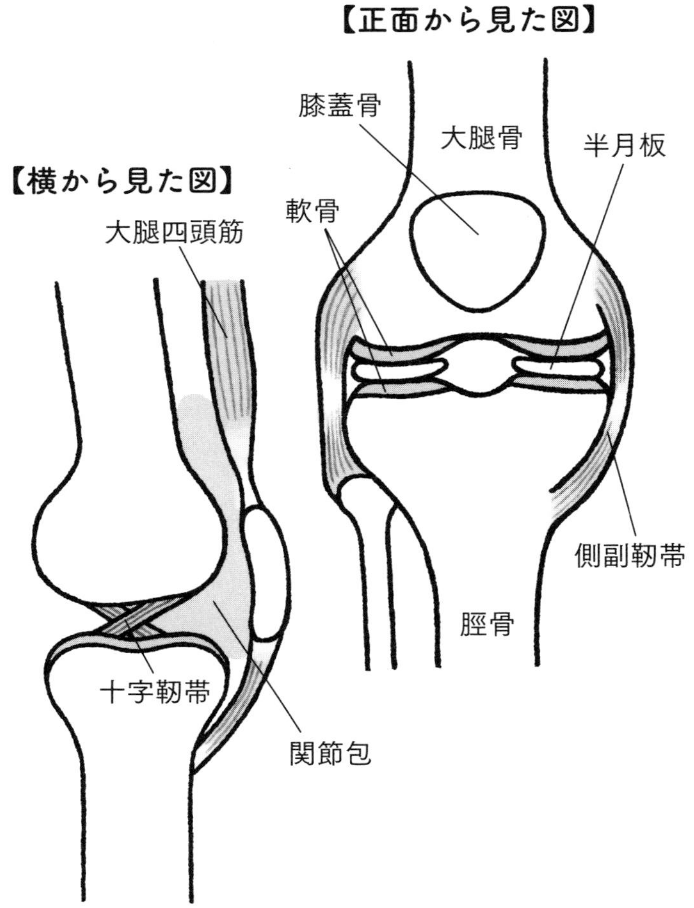

手術にたよらず
改善するために

ひざのしくみと痛みの原因を知ろう

ひざの痛みの主な原因である「変形性ひざ関節症」について正しい知識を身につけておきましょう。

脛《すね》と太ももをつなぐ場所

関節は骨、靭帯、軟骨、筋肉、腱などから構成されています。

ひざ関節は脛骨《けいこつ》（脛の骨）と大腿骨（太ももの骨）がつながっている場所です。その２つの骨をつなぐ靭帯には膝蓋骨《しつがいこつ》（ひざのお皿）という骨がついています。脛骨と大腿骨の表面は軟骨に覆われており、さらに半月板というクッションが挟まることで、関節をなめらかに、痛みなく動かすことができます。

変形性ひざ関節症が主な原因

ひざの痛みの原因として、最も多いのは「変形性ひざ関節症」です。

脚は加齢に伴い、Ｏ脚になります。これはごく自然な流れで、人は生まれたときはＯ脚、思春期にはＸ脚、年齢を重ねるにつれ再びＯ脚になります。

〈ひざが痛むメカニズム〉

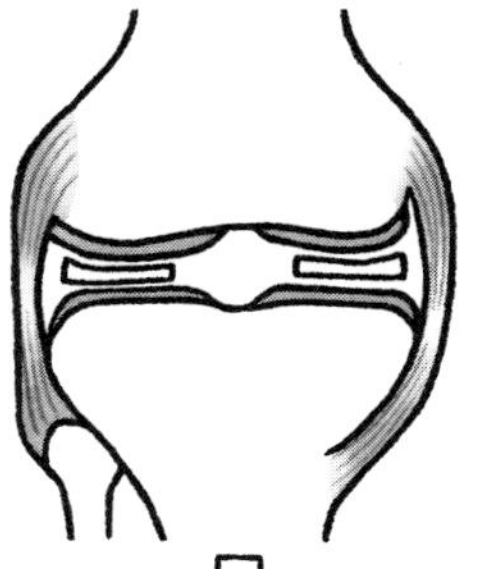

【若年期】
軟骨に十分な厚みがあり、大腿骨と脛骨の間に半月板がぴったりと収まっている状態

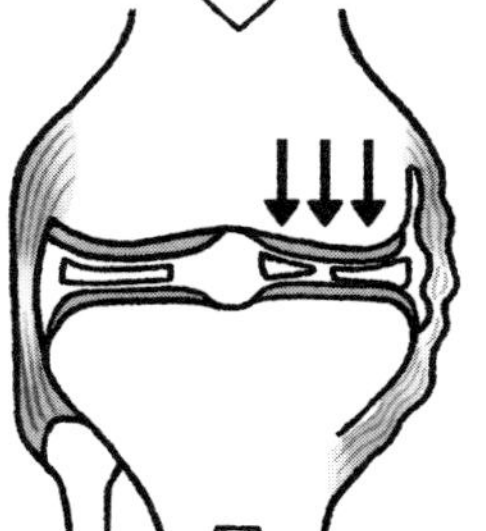

【中年期】
軟骨がすり減り半月板にかかる負荷が増え、割れてしまう

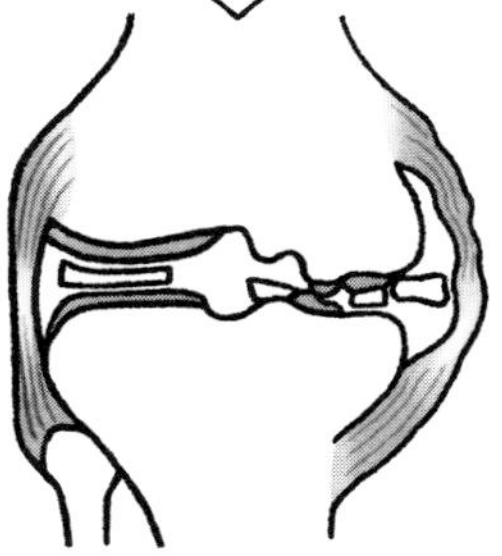

【高齢期】
軟骨がさらに薄くなり、割れた半月板が押し出され横にはみ出ることで、側副靭帯を圧迫し痛みが起こる

O脚になると、ひざの内側に負荷がかかり、骨と骨の隙間が狭くなります。そうすると骨を覆っていた軟骨がすり減り、軟骨と軟骨の間にある半月板が割れてしまいます。その割れた半月板が神経周辺を圧迫することで、痛みが出たり、水が溜まったり、棘のような骨ができたりするのです。

患者の約8割が女性

日本人の4人に1人は変形性ひざ関節症であり、その8割が女性だという調査結果があります（※2）。ひざの不調を感じるのは50歳以上の女性が多く、閉経に伴う女性ホルモンの分泌減少の影響や、加齢とともに筋肉がやせてくることなどが考えられます。

変形性ひざ関節症以外のひざ痛の原因

【関節リウマチ】 関節包の内側を覆っている滑膜に炎症が起こる病気です。

【痛風】 血中の尿酸値が上昇し、痛風発作（急性関節炎）が起こる病気です。

【偽痛風】 痛風と同様の関節炎が起こりますが、高尿酸結晶がみられません。

【化膿性ひざ関節炎】 体内に入った菌がひざの関節包の中に感染し化膿する病気です。

【大腿骨内顆部無腐性壊死】 大腿骨の内部への血流が遮断され、骨の組織が壊死する病気です。

【筋肉や靭帯の損傷】 靭帯の損傷などによるものですが、医療機関での検査・治療が必要になります。

ツライひざの痛み、違和感を改善

食事で健康なひざを取り戻す

歩くことがツライ人でも続けられる

私は開業以来、手術をせずに治す方法（保存的療法）の研究を続けてきました。日本の変形性ひざ関節症の推定患者数は３０８０万人です（※２）。しかし、人工ひざ関節の手術件数は年間約９万件に留まります（※３）。多くの人が、ひざの痛み・不調に悩みながら、手術をしていないことがわかります。私のクリニックにも「手術はしたくない」とおっしゃる方がたくさんいらっしゃいます。そうした方にはこれまでの研究で得られたエビデンスをもとに治療を進めています。その一つが食事療法です。

ひざの痛みの改善には家庭での取り組みが不可欠です。おいしく続けられる食生活の見直しを。

食事療法には①軟骨を修復する　②痛みをやわらげる　③筋肉を強くする　④骨がもろくなるのを防ぐ　⑤血管を強くする　という5つの目的があります。詳しくは次のページ以降で解説します。

これらは運動や生活習慣でも可能です。しかし、若い頃から継続した運動習慣がない人が多い日本では、歳をとってから運動を始めても長続きしないことが多いです。

食事療法であればポイントとなる食材を意識して取り入れるだけで手軽に取り組むことができます。本書で紹介しているレシピを参考にするだけで実践していただけます。

軽めの運動で効果ＵＰ

ただ、運動も必要なことは事実です。そこで私が考案した「ちょいトレ」「ほぐしストレッチ」にも取り組んでほしいと思います。ひざに負荷をかけることなく、太ももの筋肉を鍛え、曲がったまま凝り固まったひざ周りの筋肉をほぐします。レシピページのコラムに掲載していますので、チャレンジしてみてください。

●「ちょいトレ」…20・25・28ページ
●「ほぐしストレッチ」…48・56・65ページ

食事療法の目的❶

軟骨を修復する

すり減ってしまった軟骨は、アボカドと大豆で修復できます。

軟骨自体はすり減っても痛くない

実は軟骨には神経は通っていないため、すり減っても欠けても痛くありません。しかし、痛くないならそのままでいい、というわけではありません。

前述した通り、軟骨がすり減ることで、ひざの設計がくずれてしまい、割れた半月板が神経を圧迫することなどで痛みが生じます。ひざの設計をくずさないためにも、軟骨を修復することは重要です。

サプリメントには効果なし？

グルコサミン、コラーゲン、コンドロイチンといった成分を一度は耳にしたことがあるのではないかと思います。ひざの痛みに悩む人なら、サプリメントを飲んでいるという方もいらっしゃるかもしれません。

私がグルコサミンの効果について研究した内容を紹介したいと思います（※４）。変形性ひざ関節症の患者２２０人に「ひざ痛用のサプリメントを飲んだことがありますか？　その効果はどうでしたか？」という質問をした結果、サプリメントを飲んだことがある人は１１９人、そのうち効果があったと答えたのはたったの５人でした。

このことからも、私はサプリメントの効果は十分でないと考えています。口から摂取した軟骨成分は胃や腸で糖とアミノ酸に分解され、ひざまで届かないのです。

ただ、軟骨を修復する効果はないですが、痛みを起こす物質を抑制する効果はあります。鎮痛剤ほどの効果はないにしろ、薬剤に比べて副作用が少ないことが利点です。

ひざに届く軟骨成分がある

では、軟骨を修復するにはどうしたらいいか。私がおすすめするのは「アボカド」と「大豆」を食べることです。

これらの食材に含まれる「ステロール」という成分は「不けん化物（一部の油脂に含まれるアルカリで溶けない物質）」の一種です。ある研究ではアボカドに含まれる不けん化物を食べた牛の軟骨を調べたところ、同じ成分の不けん化物が検出されたとの報告があります（※５）。この結果から摂取した不けん化物が胃や腸で分解されることなく、軟骨まで届き、修復してくれていると考えられます。

1日アボカド半分を目安に

アボカドはステロールをはじめカロテンや食物繊維も豊富なので、たくさん摂りたいところですが、食べすぎには注意が必要です。森のバターと呼ばれるほどアボカドには脂質が多く含まれています。そのほとんどが不飽和脂肪酸で、善玉（ＨＤＬ）コレステロールを増やし、悪玉（ＬＤＬ）コレステロールを減らす嬉しい働きがあるのですが、１／２個（可食部70ｇ）で１２５ｋｃａｌと高カロリーなのも事実です。食べすぎは肥満にもつながります。１日平均１／２個を食べる目安にするとよいでしょう。

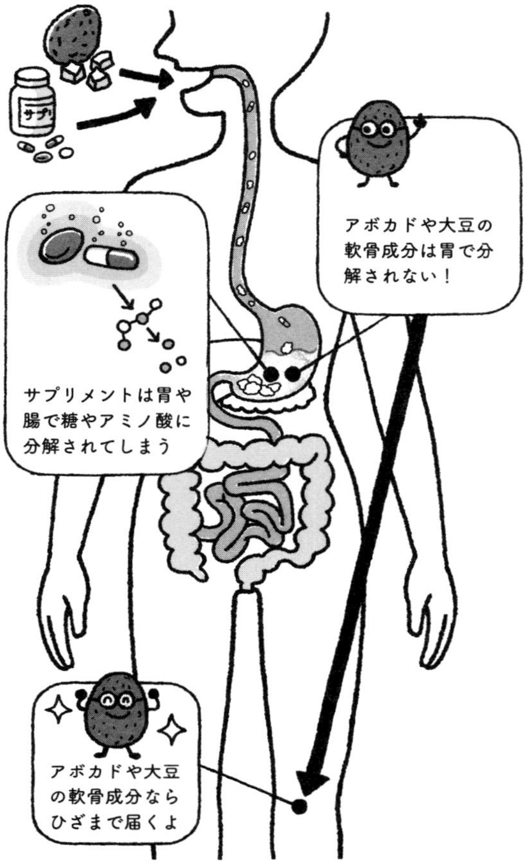

大豆はサプリメントよりも食事で

大豆成分を含んだサプリメントがありますが、私はサプリメントよりも食事で摂取することをおすすめしています。とくに女性は大量に大豆成分（大豆イソフラボン）を摂取することにより月経不順のリスクもあるので、注意が必要です（※６）。

成分を摂取しやすいサプリメントに比べ、大豆や大豆加工品は大量に食べない限り、大豆イソフラボンを摂りすぎることはありません。

大豆イソフラボンは女性ホルモンと構造が似ているため、代替成分としても注目されています。更年期症状をやわらげたり、骨が弱くなるのを防いだりする効果があり、更年期女性の強い味方でもあるので、ひざの痛みにかかわらず積極的に食べるようにしましょう（※７、８）。

食事療法の目的❷

痛みをやわらげる

昆布、魚介類、レバー、しょうがが痛みに効く。

昆布の白い粉は洗い流さないで

昆布などの浸透圧の高い海藻類に含まれる「マンニトール」は、血液神経関門を広げる作用があります。血液神経関門とは神経に栄養を与える血管の関所《せきしょ》のようなところです。ここを広げ栄養を与えることで、神経の修復を促し、痛みを改善してくれるのです。

マンニトールは昆布表面の白い粉に多く含まれています。昆布を料理に使うときは、かたく絞った濡れ布きんで汚れを軽く落とす程度にしましょう。顆粒の昆布だしを使う場合、原材料にマンニトールの一般名である「マンニット」が含まれているものを選べば、同様の効果を期待できます。

神経の傷を修復するビタミンB_{12}

しじみやあさり、青魚やレバーなどに含まれるビタミンB_{12}は、神経のもととなる核酸やリン脂質を増やし、神経の傷を修復する働きがあります。さらに、マンニトールと一緒に摂ることで、その効果を高められることがわかっています。

坐骨神経痛での研究ですが、マンニトールを5日間点滴すると同時に、ビタミンB_{12}を6週間服用してもらった結果、治療前には86・4%の患者さんで坐骨神経に腫れがあったのが、治療6ヵ月後にはその割合は18・2%にまで減少しました（※10）。マンニトールの血液神経関門を広げる作用により、神経内の水分が血管の中に引き寄せられ、水分と引き換えにビタミンB_{12}が運ばれることにより、腫れと神経の傷が修復されたと考えられます。

薬味にはしょうがを

成人女性30人（平均年齢47・3歳）を対象にしょうが酢を毎日10gずつ2週間飲んでもらい、効果を調べた研究があります（※11）。その結果、「首・肩のこり」「腰やひざの痛み」「前日の疲れがとれない」「身体が重い（だるい）」の項目で改善がみられたそうです。

しょうがに含まれる「ジンゲロール」「ショウガオール」「ジンゲロン」には、痛みや炎症をやわらげる作用があることがわかっており、ひざの痛みにも効果が期待できる結果といえます。

食事療法の目的③

筋肉を強くする

筋肉を鍛えて、ひざの負担を軽減する。

大腿四頭筋の強化

アボカドや大豆の成分がひざの軟骨を修復するといっても、残念ながら若い頃の状態に戻すことはできません。ひざの痛みを改善するためには、できる限り負担をかけないことです。

ひざに痛みを抱えている人の多くは、肥満や筋力低下があり、運動習慣がなく体を動かさない傾向にあります。体重がかかるとひざに痛みが出てますます動かなくなり、筋肉は衰えていく一方です。ひざを支える筋肉が衰えるとひざへの負担が増し、さらに痛くなってしまいます。そうならないためにも、体重をあまりかけずに筋力をアップしましょう。

ひざ痛の主な原因である変形性ひざ関節症の場合、ひざを伸ばす筋肉「大腿四頭筋」が衰え、しっかりとひざを伸ばすことができず、ひざの横揺れが起こり、軟骨がすり減ります（※12）。ひざに負担をかけず、筋肉を増強するには無理のない程度で「ちょいトレ」に取り組んでください。

食事で筋量アップをサポート

効果的に筋肉を増強するには、筋肉のもとになるたんぱく質をしっかりと摂る必要があります。おすすめしたい食材は「鶏むね肉」です。低カロリー高たんぱくでダイエット食材としても注目されています。

運動量の多い鶏の翼の付け根にあるむね肉には持久力を高める「カルノシン」が豊富に含まれており、疲労回復効果や抗酸化作用も高いことが知られています。また、「オートファジー」を活性化する効果もあります。オートファジーとは細胞内にできた不要なたんぱく質を消化し、必要なたんぱく質にリサイクルすること。ひざ関節の中に溜まった軟骨の不要物もオートファジーによって処理されています。この機能が弱くなると不要物が溜まり、ひざに悪影響を及ぼします。

カルノシンは鶏むね肉だけでなく、豚肉や牛肉にも含まれます。ただ、脂質が多くなるため、豚肉や牛肉を使う際には脂身を落とすことやヒレ肉など脂身の少ない部位を選ぶようにしましょう。回遊魚にもカルノシンと同様の作用がある「アンセリン」が多く含まれています。カツオやまぐろなどもおすすめ食材です。

食事療法の目的❹

骨がもろくなるのを防ぐ

大豆イソフラボン、ビタミンKが女性の骨を強くする。

【ビタミンKを含む主な食材と含有量】

（可食部100gあたり　単位：μg）

ひきわり納豆	930	小松菜（ゆで）	320
糸引き納豆	600	パセリ（生）	850
ほうれん草（生）	270	しそ	690
ほうれん草（ゆで）	320	糸みつば（ゆで）	250
ほうれん草（油炒め）	510	バジル（生）	440
小松菜（生）	210	乾燥わかめ（板わかめ）	1800

「日本食品標準成分表2020年版（八訂）」をもとに作成

女性の救世主「大豆」

女性は閉経期を迎えると女性ホルモン（エストロゲン）の分泌低下により、体に様々な不調をきたします。骨も例外ではありません。エストロゲンの分泌低下により、骨にカルシウムを沈着させる力が弱まります。カルシウムが骨から流失してしまい、骨密度の低下、骨粗しょう症・転倒骨折の危険が高まります。

大豆に含まれるビタミンKには骨にカルシウムが沈着するのを助ける働きがあります。大豆には女性ホルモンの代替成分とされる「大豆イソフラボン」も含まれており、更年期障害の緩和にも効果が期待できます。

さらには前述した軟骨を修復してくれる不けん化物も豊富ですので、食べない手はありません。

大豆は加工食品でも効果が期待できます。とくに納豆はビタミンKの含有量が多く、効果的に摂取できます。実際に納豆をたくさん食べている地方では骨粗しょう症になりにくく、転倒しても骨折しにくいと報告されています（※13）。

小松菜やほうれん草も

納豆が苦手という方にはほうれん草や小松菜でもビタミンKを摂ることができます。

ほうれん草に含まれる鉄分には鎮痛作用があり、ひざ痛がある方はぜひ取り入れていただきたい食材です。

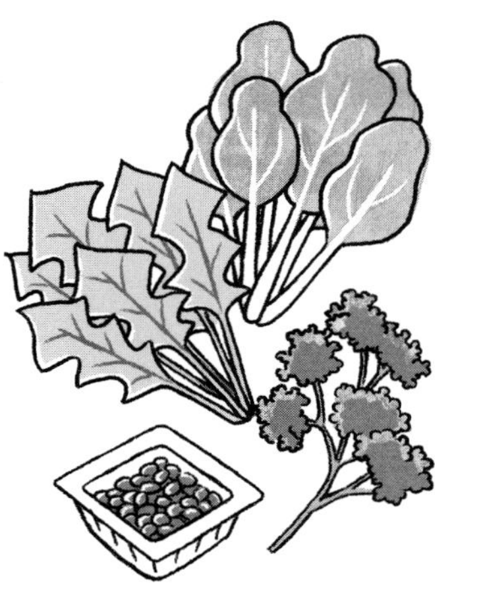

食事療法の目的⑤

血管を強くする

丈夫な血管で体のすみずみまで酸素を運ぶ。

炎症を起こす物質が漏れ出てしまう

加齢とともに体内には、血管壁が薄くてもろい血管ができるようになります。これを「病的血管の新生」といいます。これがひざに痛みを抱える人にとっては厄介者。血液中の炎症を起こす物質が病的血管の薄い壁から漏れ出し、炎症を強めてしまいます（※14）。

この病的血管の新生を防いでくれるのが「スルフォラファン」です。スルフォラファンはブロッコリーやキャベツ、カリフラワー、白菜、大根などのアブラナ科の野菜に多く含まれていますが、とくに多く含むのがブロッコリーの新芽「ブロッコリースプラウト」です。その含有量はブロッコリーの7倍ともいわれています。

みかんの皮や白い筋に栄養あり

血管を丈夫にすると同時に、血流の改善も重要です。血流改善により関節内の組織の新陳代謝、老廃物の排出が促進されます。

おすすめしたいのが柑橘類です。柑橘類の皮には交感神経の活動を抑制し、血流を増加させる「ヘスペリジン」が含まれています。とくに温州みかんには豊富に含まれています。皮や白い筋も一緒に食べ、できればヘスペリジンの吸収を助けるこうじ甘酒を一緒に摂ることをおすすめします。

減量で痛みは軽減できる

歩行は左右の足に交互に体重移動を行います。このとき、ひざにかかる負荷はどのくらいだと思いますか？　実は体重の約６倍もの負荷がかかっています（※15）。体重が増えるにつれ、ひざへの負担は大きくなります。私は変形性ひざ関節症の患者さんに６週間協力いただき、減量とひざの痛みの関係性を研究しました（※16）。カロリー制限を行ったグループは体重が平均3.9kg減少し、カロリー制限を行わなかったグループに比べ、ひざの痛みが軽減されていました。

ただし、急激な減量は禁物です。体重の５％を目標体重として、栄養バランスのとれた食事を心がけてほしいと思います。

毎日1／2個を目安に

おいしいアボカドの選び方

食べ頃のおいしいアボカドを選んで毎日の食卓へ。

アボカドは軟骨成分を修復する「アボカド大豆不けん化物質（ステロール）」を多く含んだ、優良食材です。ただ、脂肪分が多いため食べすぎには注意が必要。１日平均１／２個を目安にするとよいでしょう。
　アボカドの食べ頃や追熟の仕方、保存の仕方を覚えて、毎日の食事に加えられるようにしましょう。

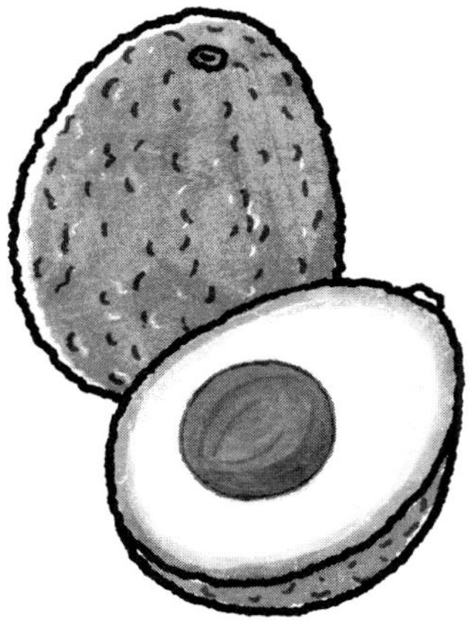

おいしいアボカドの選び方

- 形が丸くて重いもの
- 皮が黒くツヤ・ハリがあるもの
  触って指が沈むほどやわらかいものは熟しすぎているので注意。
- ヘタと皮の間に１㎜程度隙間があるもの

アボカドの保存方法

丸ごと…皮が黒くなったものは熟すのが早いため、冷蔵庫の野菜室で追熟を遅らせながら保存を。

半分に切ったもの…種を付けたまま、断面にレモン汁をかけ、空気に触れないようにしっかりとラップで包んで冷蔵庫の野菜室で保存。保存は24時間以内に。

カットしたもの…冷凍用保存袋に入れ、平らにして空気を抜いて冷凍庫へ。保存は1ヵ月以内に。

アボカドの追熟方法

すぐに食べたい場合…皮ごと半分に切って種を取り除き、ラップで包んで電子レンジで1分加熱する。

皮がまだ緑っぽいもの…20～25℃の室内に１～２日ほどおいておく。または、バナナやりんごと一緒に紙袋に入れ、おいておく。

※参考文献（P3－14）

※1　Lequesne M.G, et al.：Indexes of severity for osteoarthritis of the hip and knee. Validation-value in comparison with other assessment tests Scand. J. Rheumatol Suppl65,85-89,1987

※2　吉村典子　他：変形性関節症の疫学研究　日本整形外科学会雑誌　81(1),17-21,2007

※3　人工関節ドットコム　https://www.jinko-kansetsu.com/knee/replacement.html

※4　戸田佳孝：アンケート調査による変形性膝関節症に対する健康補助食品の治療必要数　整形・災害外科59(9),1255-1258,2016

※5　Lippiello L,et al.：Metabolic effects of avocado/soy unsaponifiables on articular chondrocytes. Evid Base Complement Alternat Med. 5:191-197,2008

※6　小原映　石井和夫：エストロゲン様作用を有するイソフラボン抱合代謝物が月経周期に及ぼす影響について　杏林医学会雑誌 50(3), 125-130, 2019

※7　廣瀬明日香：低用量イソフラヴォン 更年期と加齢のヘルスケア16(1),91-94,2017

※8　石見佳子：骨代謝における食事と運動の有用性に関する研究　日本栄養・食糧学会誌72(2),71-77,2019

※9　Goudarzi R, et al.：Effects of Arthrocen, an avocado/soy unsaponifiables agent, on inflammatory mediators and gene expression in human chondrocytes　FEBS Open Bio. 7(2),187–194, 2017

※10　Huang ZF, et al.：Effect of mannitol plus Vitamins B in the management of patients with piriformis syndrome J Back Musculoskelet Rehabil. 32,329-337,2019

※11　林ちか子　他：ショウガ酢飲料の摂取が女性の主観的不定愁訴症状に及ぼす影響--2週間の短期摂取効果　日本未病システム学会雑誌 15(2), 219-229, 2009

※12　大森豪：変形性膝関節症の疫学研究―病態の自然経過と発症進行因子―　日本整形外科学会雑誌93(7),508-518,2019

※13　Yaegashi Y, et al.：Association of hip fracture incidence and intake of calcium, magnesium, vitamin D, and vitamin K　Eur J Epidemiol 23.219-225,2008

※14　松原主典　他：福祉の現場から 食品機能成分による加齢性疾患の予防効果　地域ケアリング20(1),82-85,2018

※15　Felson DT, et al.：Weight and osteoarthritis　J Rheumatol Suppl43.7-9,1995

※16　Toda Y, et al.：Change in body fat, but not body weight or metabolic correlates of obesity, is related to symptomatic relief of obese patients with knee osteoarthritis after a weight control program　J Rheumatol 25,2181-2186,1998

この本のレシピのきまりごと

計量について

- 大さじ１＝15ml、小さじ１＝５ml、ひとつまみ＝0.9ｇです。

材料について

- 野菜は水洗いしてから使います。
- 鶏むね肉は皮を取り除いています。
- 甘酒はアルコールが含まれていないこうじ甘酒を使用しています。

調理について

- 主に電子レンジ調理可能なポリプロピレン製の耐熱容器（1300ml・画像左）を使用しています。ガラス製のものを使用する場合は調理時間を少し長めにして、様子をみながら調整してください。

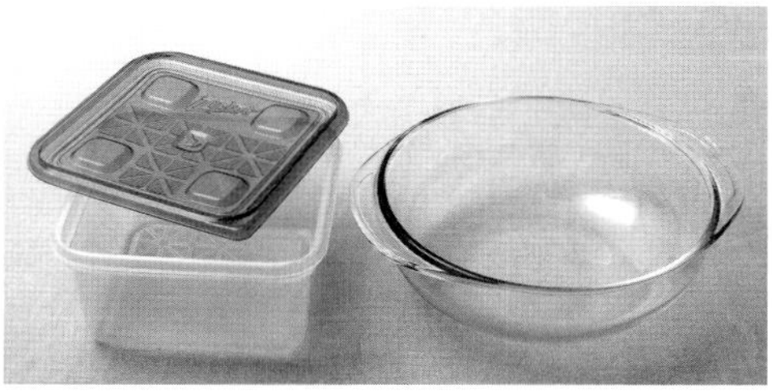

- 電子レンジの加熱時間は600Wを基準にしています。メーカーや製品によって加熱加減が変わるので、様子をみながら調整してください。

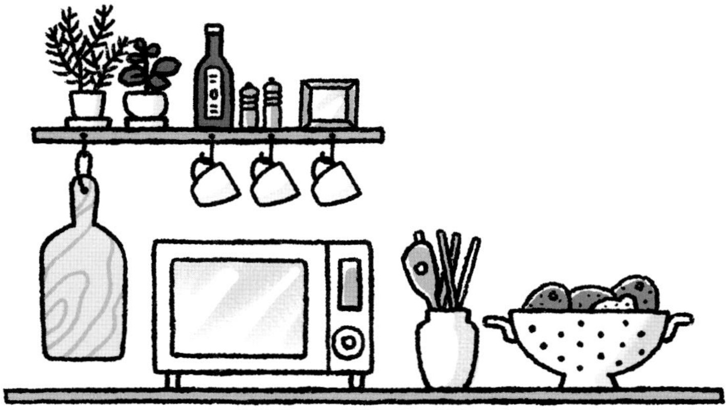

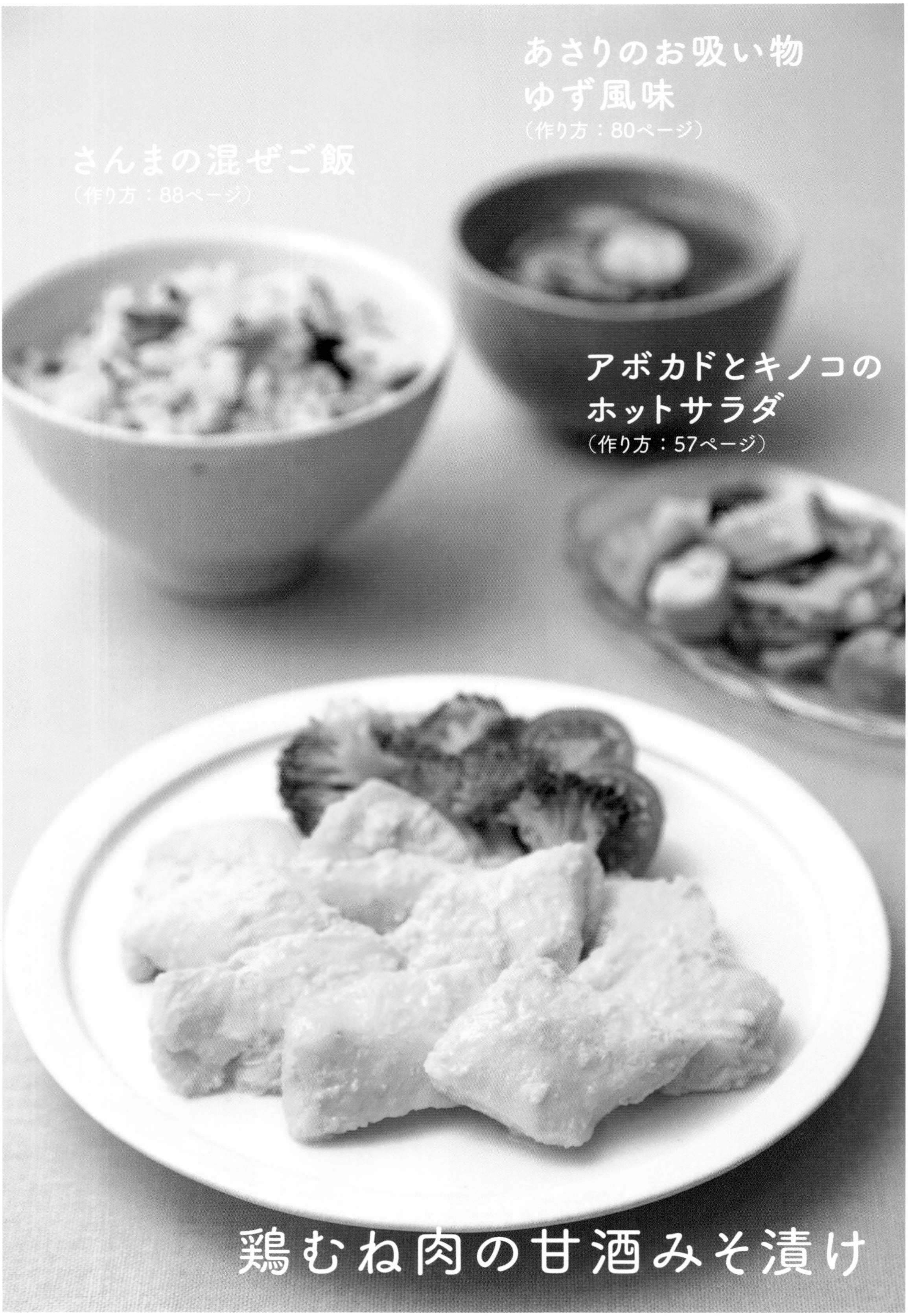
あさりのお吸い物
ゆず風味
（作り方：80ページ）
さんまの混ぜご飯
（作り方：88ページ）
アボカドとキノコの
ホットサラダ
（作り方：57ページ）

鶏むね肉の甘酒みそ漬け

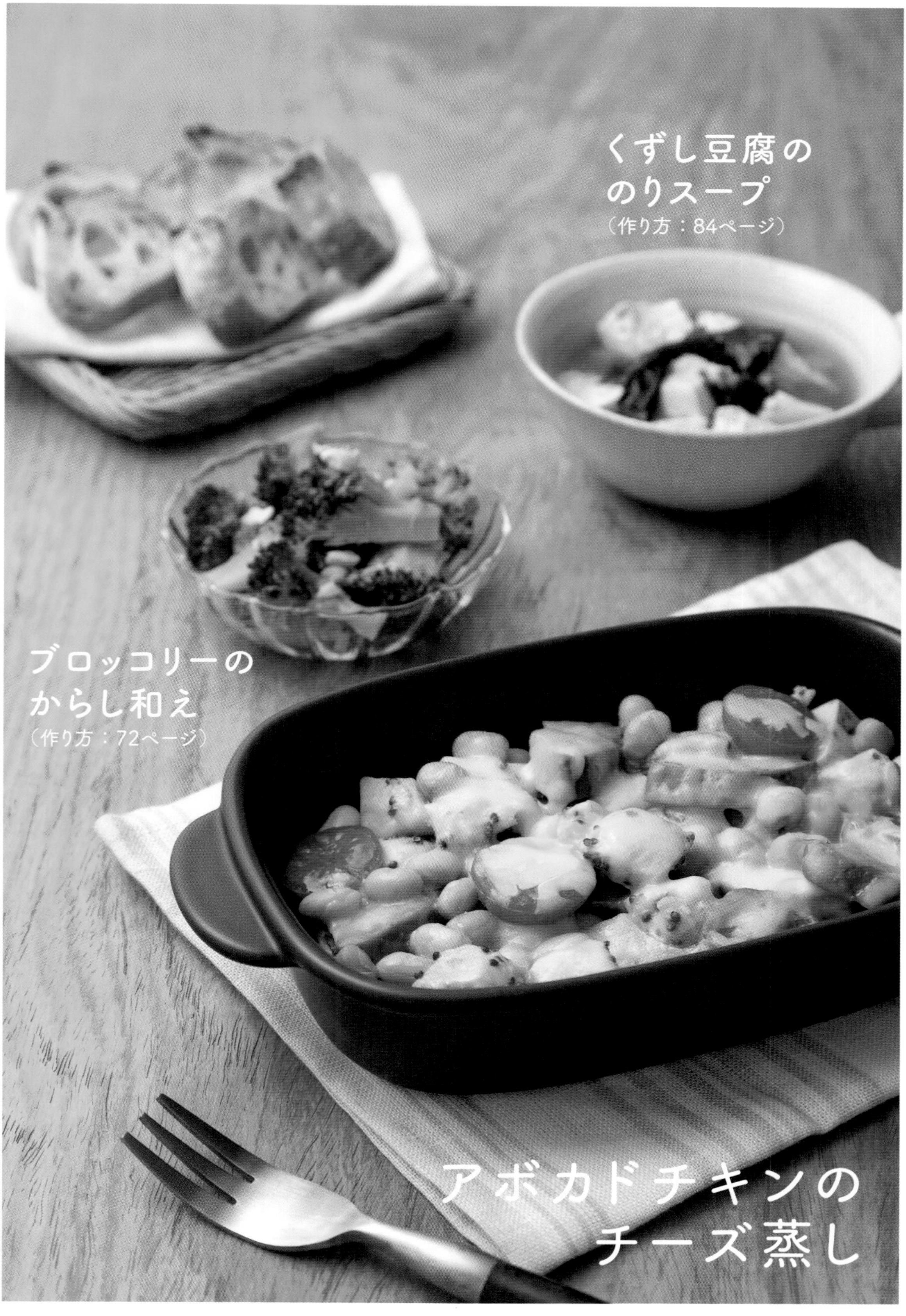
くずし豆腐の
のりスープ
（作り方：84ページ）
ブロッコリーの
からし和え
（作り方：72ページ）
アボカドチキンの
チーズ蒸し

鶏むね肉の甘酒みそ漬け

たんぱく質と持久力UP成分が含まれる鶏むね肉は筋肉増強食材です。調味料をしっかりともみこむのでしっとりと仕上がります。

材料（2人分）

鶏むね肉	1枚（300g）
こうじ甘酒	大さじ4
みそ	大さじ2
しょうが	1かけ（10g）
ブロッコリー	1/4株（70g）
ミニトマト	2個

作り方

❶ 鶏むね肉はそぎ切りにする。しょうがはすりおろす。ブロッコリーは小房に分け、電子レンジで2分加熱する。ミニトマトはヘタを取り除き、半分に切る。

❷ ❶の鶏むね肉としょうが、こうじ甘酒とみそをポリ袋に入れてもみ、10分以上おく。

❸ 耐熱皿に❷を重ならないように並べ、ふんわりとラップをして電子レンジで4～5分加熱する。

❹ ❸を皿に盛り、ブロッコリーとミニトマトを添える。

ひざに効く「ちょいトレ」① 壁もたれスクワット

① 壁にもたれる

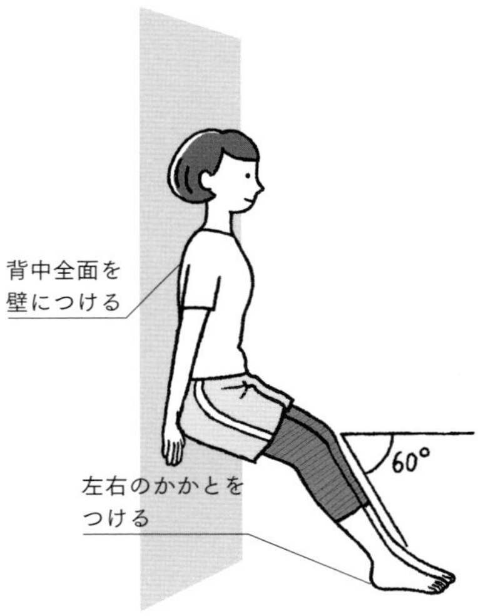

足元が滑りにくいことを確認してから、壁に背中をつけてかかとをひざより前に出す。

② 股関節を開く

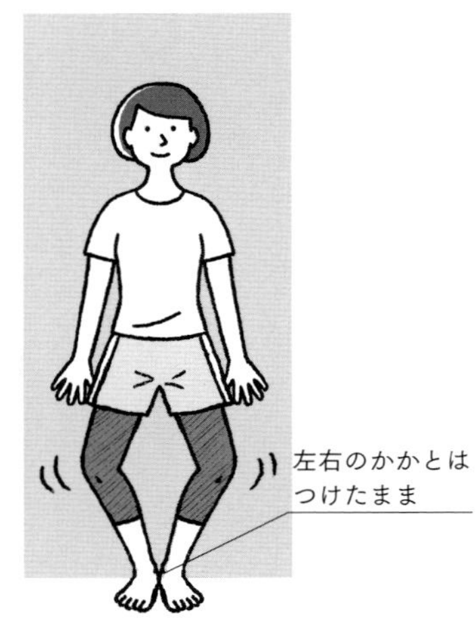

ひざの角度を保ったまま、股関節を開いて5秒間キープ。

③ ひざを伸ばす

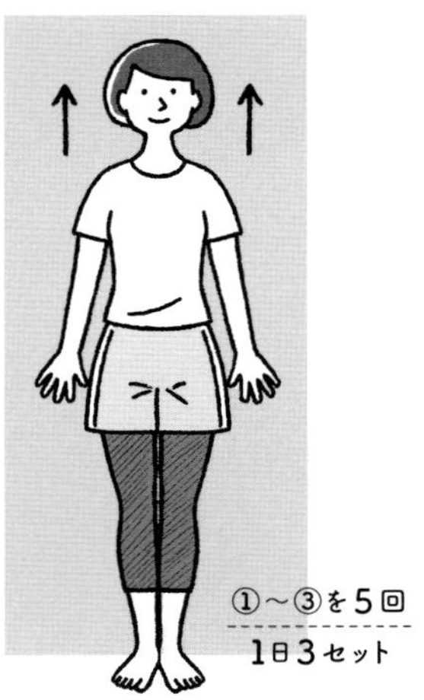

ひざを伸ばしながら股関節を閉じる。

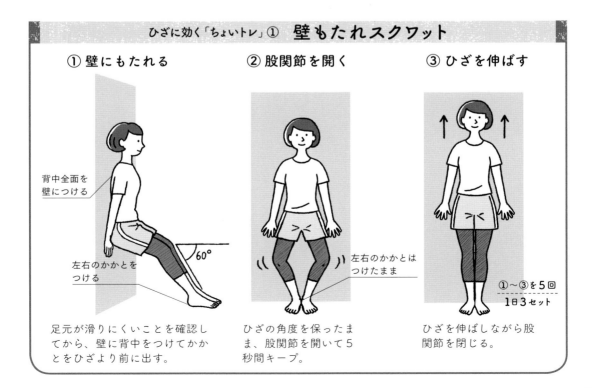

アボカドチキンのチーズ蒸し

アボカドと大豆の組み合わせでひざまで届く軟骨成分・ステロールがたっぷり摂れる一品。にんにくの風味が食欲をそそります。

材料（2人分）

鶏むね肉	1枚(300g)
アボカド	1個
水煮大豆	1/2缶(60g)
ミニトマト	5個
A にんにく	1かけ
A オリーブオイル	大さじ1
A 粒マスタード	大さじ1
A コンソメ	小さじ2
A こしょう	少々
ピザ用チーズ	40g

作り方

❶ 鶏むね肉は1cm厚さの食べやすい大きさ（2cm程度）に切る。アボカドは皮と種を取り除き、縦に4等分し、1cm幅に切る。ミニトマトはヘタを取り除き、半分に切る。にんにくはすりおろす。

❷ 鶏むね肉と**A**をポリ袋に入れてもむ。耐熱皿に重ならないように並べ、ふんわりとラップをして電子レンジで4分加熱する。

❸ ❷にアボカド・水気をきった水煮大豆・ミニトマトをのせ、ピザ用チーズをふる。ふんわりとラップをして電子レンジで2分加熱する。

point

にんにくは市販のすりおろしたチューブ（小さじ1）を使用してもOK。

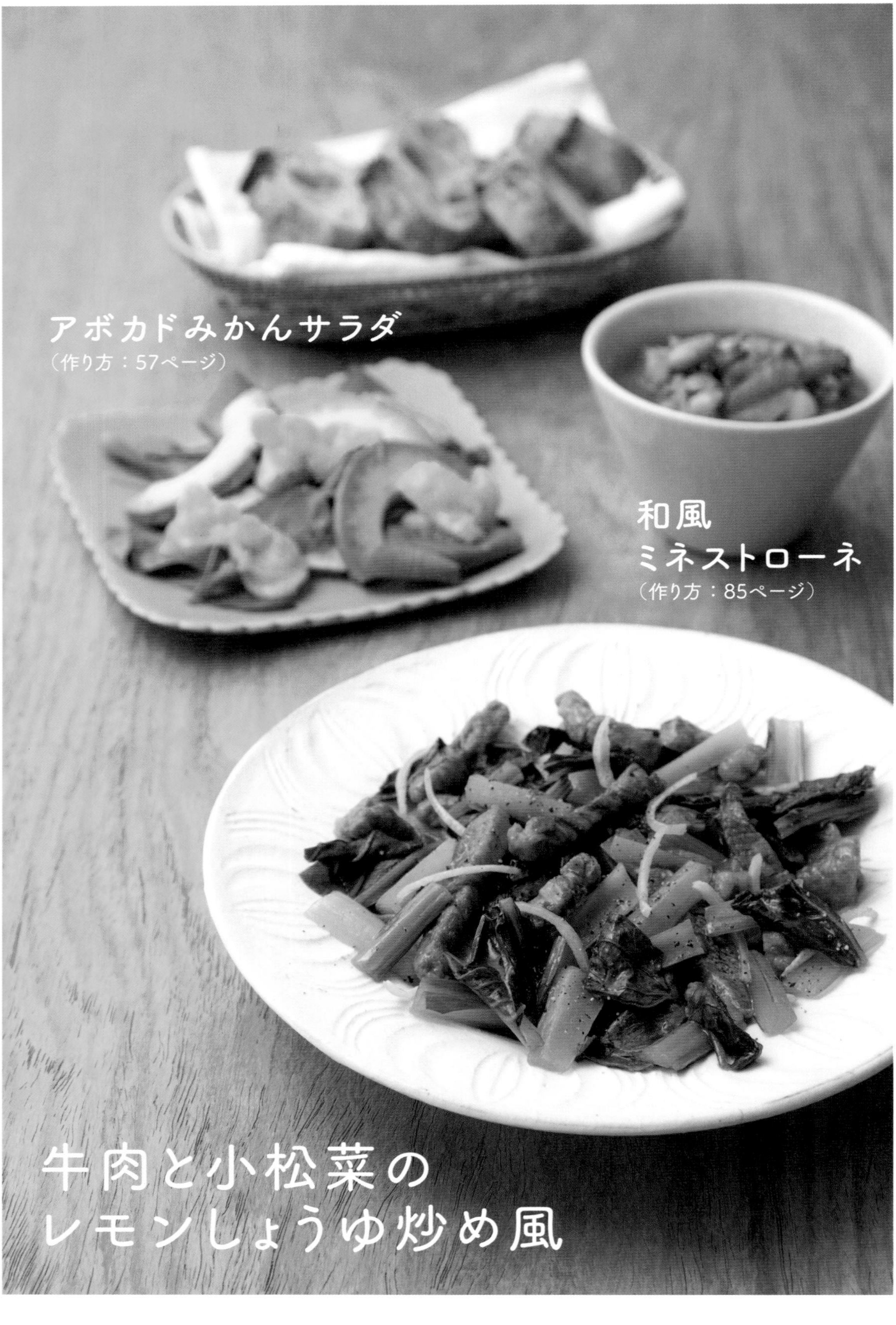

アボカドみかんサラダ
（作り方：57ページ）

和風
ミネストローネ
（作り方：85ページ）

牛肉と小松菜の
レモンしょうゆ炒め風

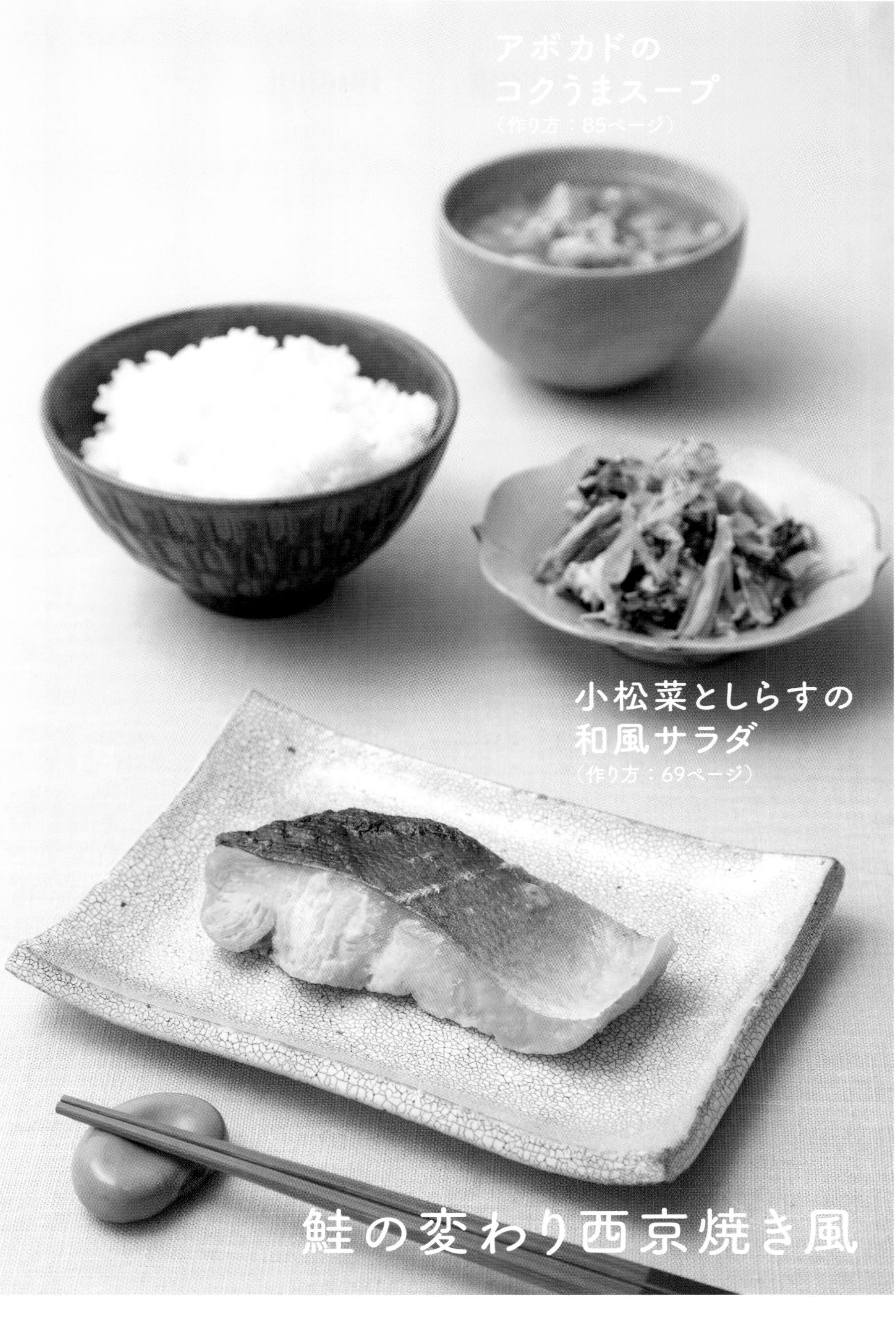
アボカドの
コクうまスープ
（作り方：85ページ）
小松菜としらすの
和風サラダ
（作り方：69ページ）
鮭の変わり西京焼き風

牛肉と小松菜の
レモンしょうゆ炒め風

カルシウムの沈着をサポートするビタミンKが豊富な小松菜。さわやかなレモンは、血流改善効果も期待できます。

材料（2人分）

牛ヒレ肉		200g
A	酒	大さじ1
A	片栗粉	大さじ1
A	中華だしの素	小さじ1
A	塩	小さじ1/4
小松菜		3株（150g）
レモンの皮		1/4個分
B	レモン汁	1/2個分
B	しょうゆ	小さじ2
粗びき黒こしょう		少々

作り方

❶ 牛ヒレ肉は細切りにし、**A**をもみこむ。小松菜は3㎝幅に切る。レモンの皮は細切りにする。
❷ 耐熱容器に牛ヒレ肉・小松菜・**B**・レモンの皮の順に入れる。ふんわりとラップをして電子レンジで4分加熱する。
❸ 全体を混ぜ、再度ふんわりとラップをして電子レンジで3分加熱する。
❹ 皿に盛り、粗びき黒こしょうをふる。

point

耐熱容器に具材を入れるとき、肉がひとかたまりになるのを防ぐため、牛肉は重ならないように並べます。

鮭の変わり西京焼き風

脂肪燃焼効果があるこうじ甘酒と、軟骨成分が含まれるみその合わせ調味料は、鮭のほかにもたらや鶏肉でもおいしく召し上がれます。

材料（2人分）

鮭（生）……2切れ

A
- こうじ甘酒……大さじ2
- みそ……大さじ1
- マヨネーズ……大さじ1

作り方

❶ 鮭は骨とうろこを取り除き、皮につまようじで6ヵ所程度穴をあける。Aと鮭をポリ袋に入れて10分ほどおく。

❷ 鮭を取り出し、さっと拭いて耐熱容器に入れ、ふんわりとラップをして電子レンジで3～5分加熱する。

point

鮭はうろこをきれいに取り除くと臭みが取れます。加熱のときに身がはじける場合があるので、あらかじめ皮に穴をあけておきます。なるべく電子レンジの近くで様子をみながら加熱しましょう。

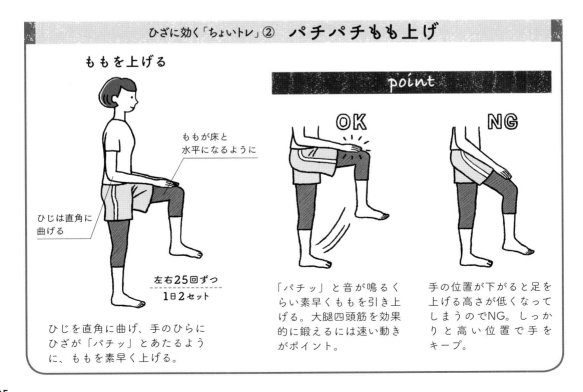

ひざに効く「ちょいトレ」② パチパチもも上げ

ももを上げる

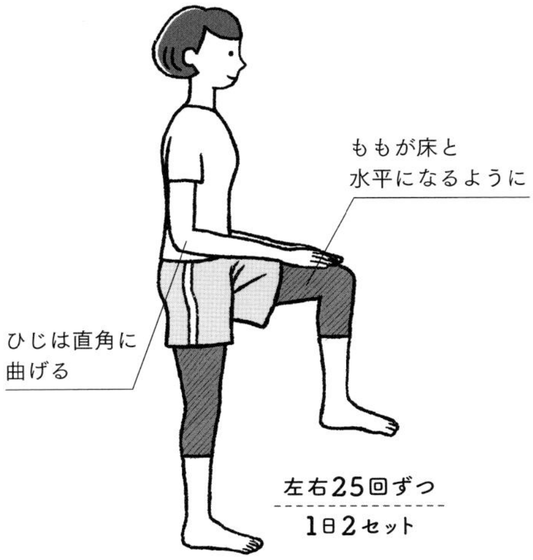

ひじを直角に曲げ、手のひらにひざが「パチッ」とあたるように、ももを素早く上げる。

point

「パチッ」と音が鳴るくらい素早くももを引き上げる。大腿四頭筋を効果的に鍛えるには速い動きがポイント。

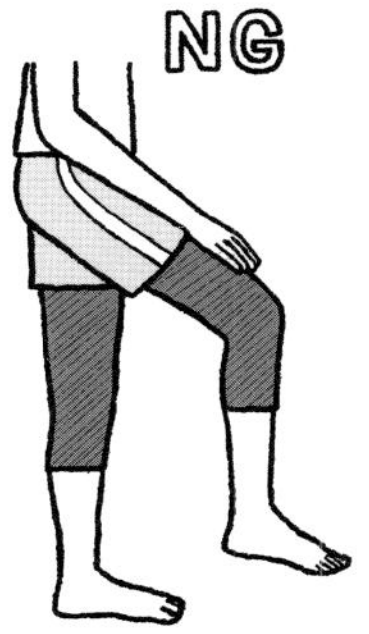

手の位置が下がると足を上げる高さが低くなってしまうのでNG。しっかりと高い位置で手をキープ。

アボカドの
レモン炒め風

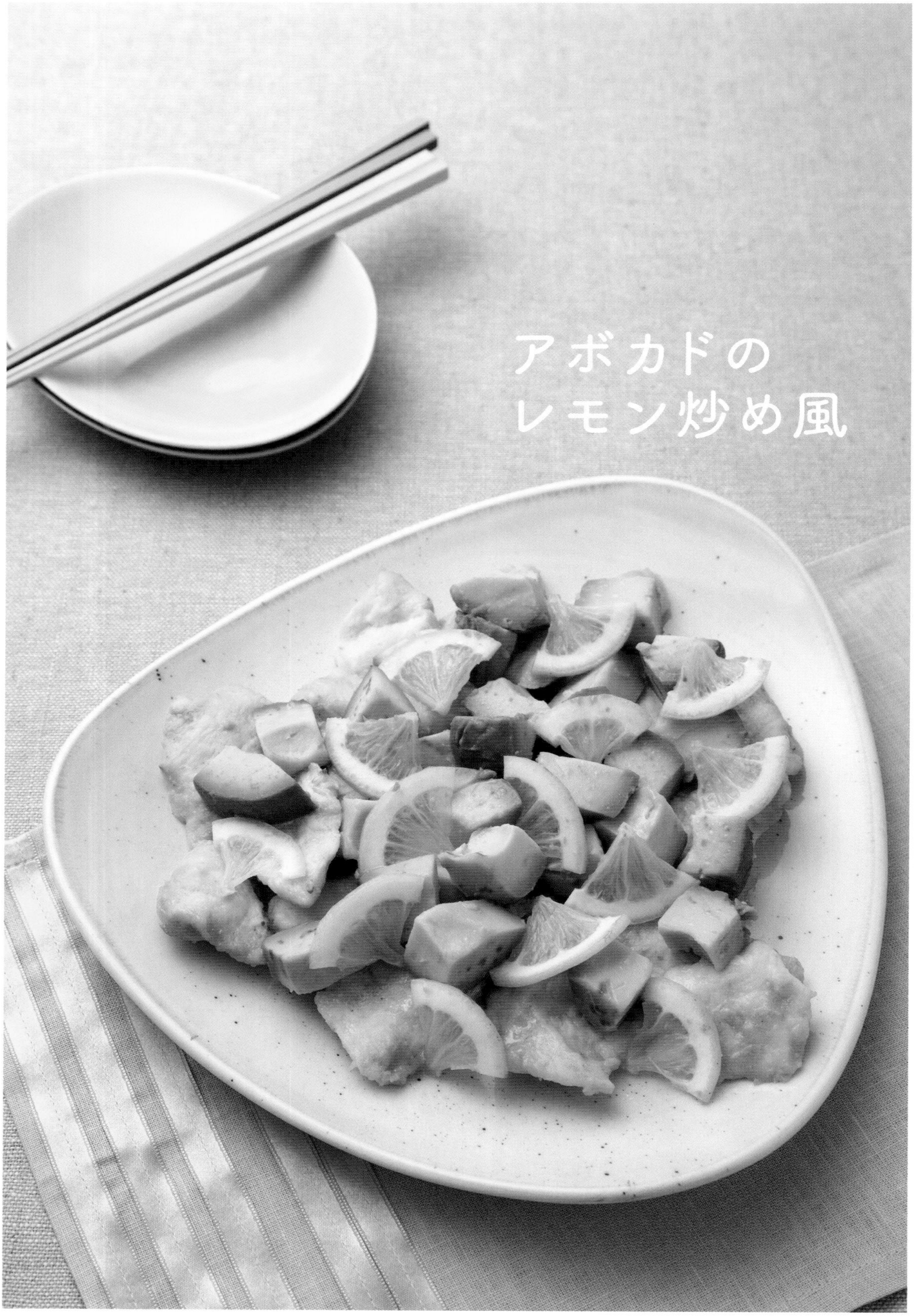

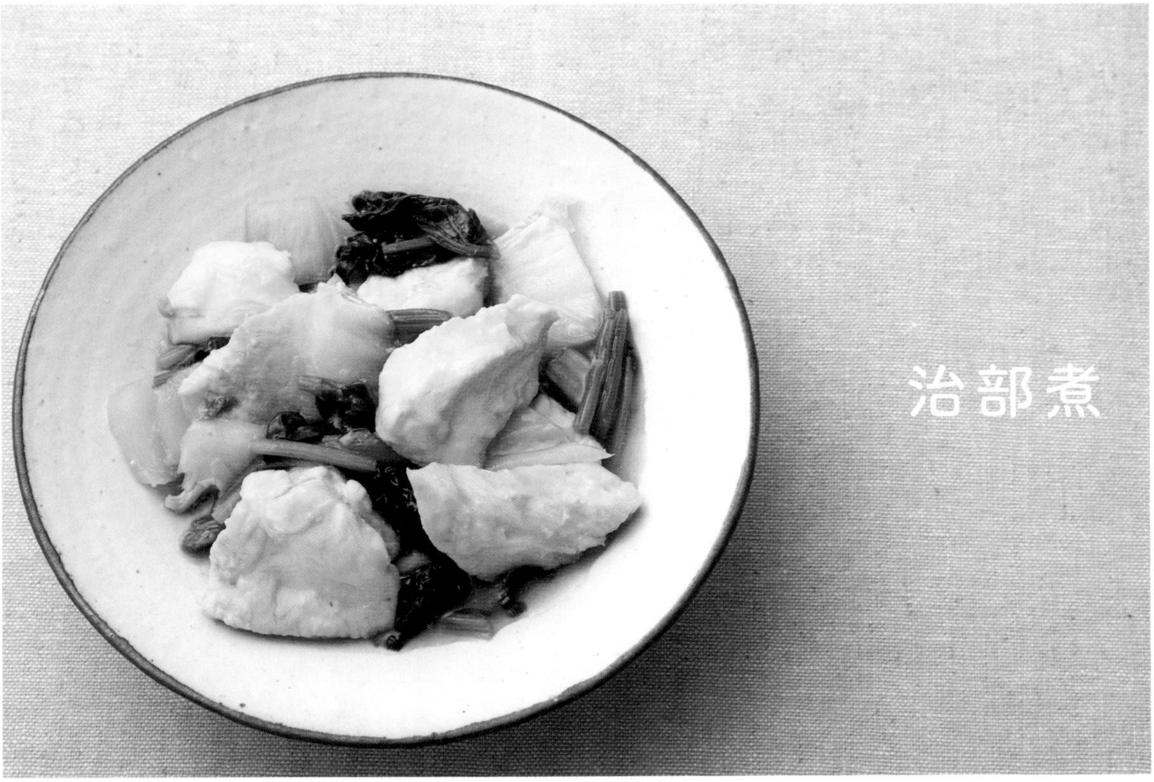
治部煮

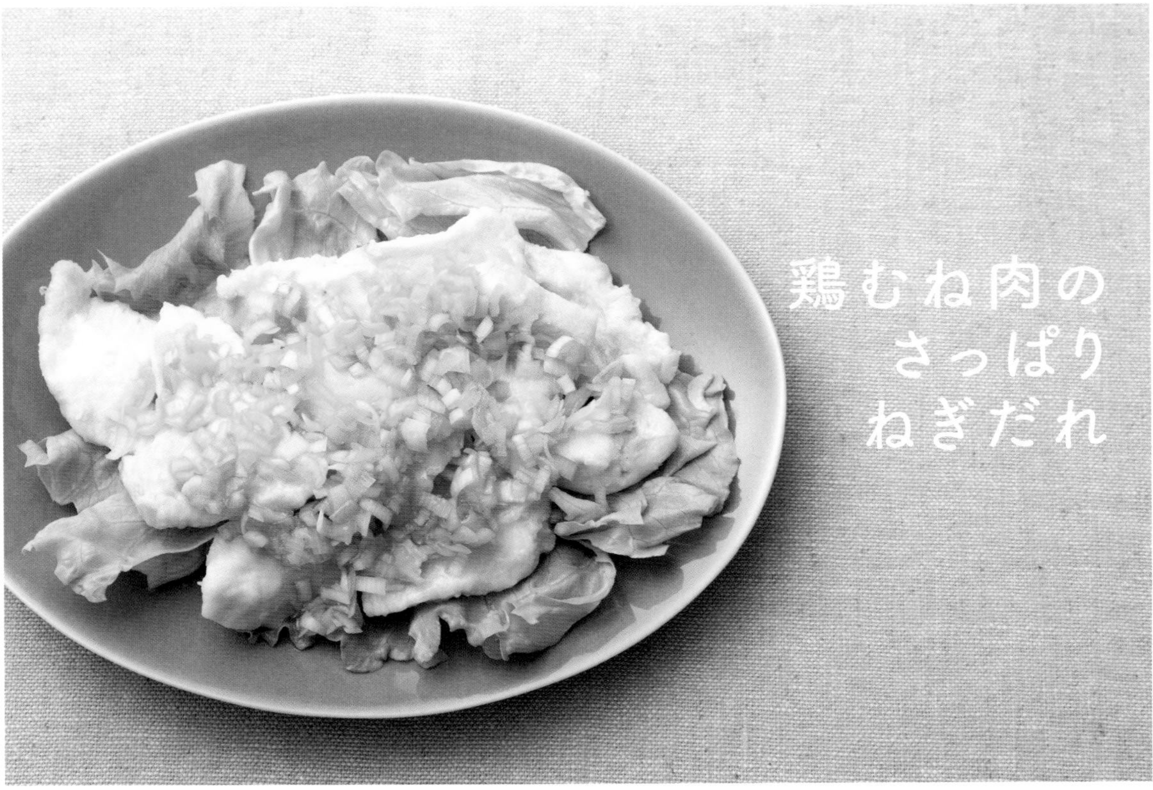
鶏むね肉の
さっぱり
ねぎだれ

アボカドのレモン炒め風

アボカドとレモン、鶏肉の組み合わせは軟骨修復、血流改善、筋肉増強でひざに最適。レモンの酸味でさっぱりといただけます。

材料（2人分）

鶏むね肉	1枚（300g）
アボカド	1個
A コンソメ	小さじ2
A 塩	ふたつまみ
A 小麦粉	小さじ2
A オリーブオイル	小さじ2
レモン	1/2個分

作り方

❶ 鶏むね肉はそぎ切りにする。アボカドは皮と種を取り除き2㎝角に切る。レモンはいちょう切りにする。

❷ 耐熱皿に鶏むね肉・Aを入れてもみこむ。鶏むね肉が重ならないように並べ、ふんわりとラップをして電子レンジで5分加熱する。

❸ アボカド・レモンを加えてさらに2分加熱する。

ひざに効く「ちょいトレ」③ ももアップ

① 椅子に座る

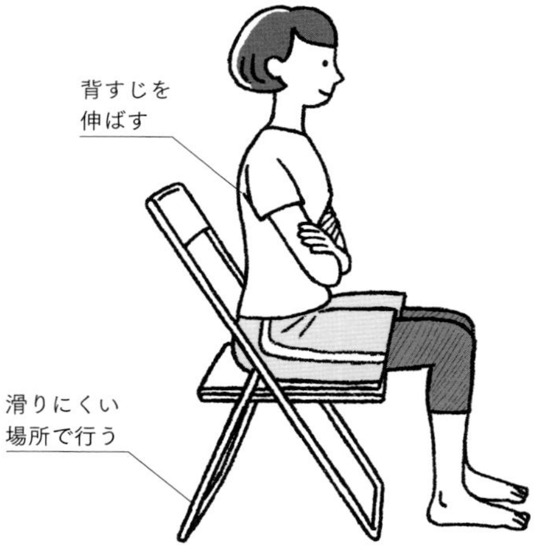

椅子に深く座り、両手を胸の前でクロスする。

② ひざを伸ばす

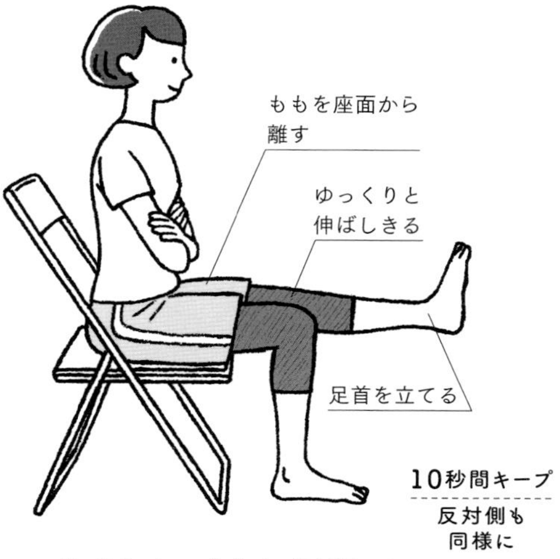

ひざをゆっくりと伸ばして10秒間キープ。

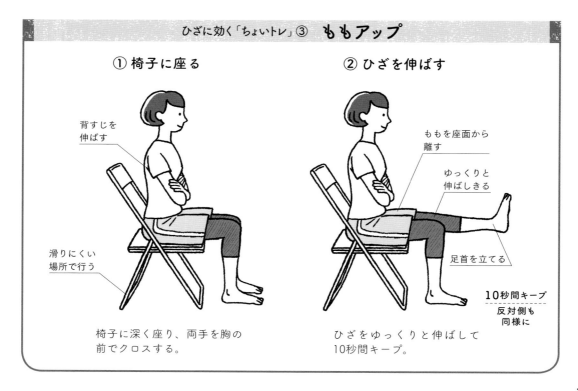

治部煮

ほうれん草はビタミンKのほか、鉄分やβカロテン、ビタミンCも豊富で栄養価が高い食材です。

材料（2人分）

鶏むね肉……1枚（300g）
片栗粉……小さじ1
ほうれん草……1/2束（100g）
白菜……2枚（200g）
A しょうゆ……大さじ2
A みりん……大さじ2
A 砂糖……大さじ1

作り方

❶ 鶏むね肉はそぎ切りにして、片栗粉をまぶす。ほうれん草は3㎝幅に切る。白菜は縦半分に切り、一口大のそぎ切りにする。
❷ 耐熱容器にほうれん草・水大さじ3（材料外）を入れてふんわりとラップをして電子レンジで2分加熱する。ザルに上げて流水で冷まし、水気を絞っておく。
❸ 耐熱容器に鶏むね肉・白菜を入れ、混ぜ合わせた**A**をかける。ふんわりとラップをして電子レンジで6分加熱する。2のほうれん草を加えて全体を混ぜて、ぴったりとラップをして5分ほどおく。

point

耐熱容器に具材を入れるとき、肉がひとかたまりになるのを防ぐため、鶏むね肉は重ならないように並べます。加熱したあと、ラップをして余熱で全体に火を通します。余熱調理している間に味がしみていきます。

鶏むね肉のさっぱりねぎだれ

しょうがには痛みや炎症をやわらげる効果があります。調味料を減らし塩分ひかえめでも、香味野菜をたっぷり使えば満足の味です。

材料（2人分）

鶏むね肉……1枚（300g）
長ねぎ……1/2本
しょうが……1かけ（10g）
にんにく……1かけ
中華だしの素……小さじ1
片栗粉……小さじ2
油……小さじ1
A しょうゆ……大さじ1
A 酢……大さじ1
A 砂糖……小さじ1
A ラー油……3〜5滴
レタス……お好みで

作り方

❶ 鶏むね肉はそぎ切りにする。長ねぎはみじん切りにする。しょうが・にんにくはすりおろす。レタスは皿に盛っておく。
❷ 耐熱皿に鶏むね肉を入れて、しょうが・にんにく・中華だしの素・片栗粉・油を加えてもみこむ。鶏むね肉が重ならないように並べ、ふんわりとラップをして電子レンジで4分加熱する。火が通ったら、レタスの上に盛る。
❸ 耐熱容器に長ねぎのみじん切り・**A**を入れ、ふんわりとラップをして電子レンジで30秒加熱する。鶏むね肉にかける。

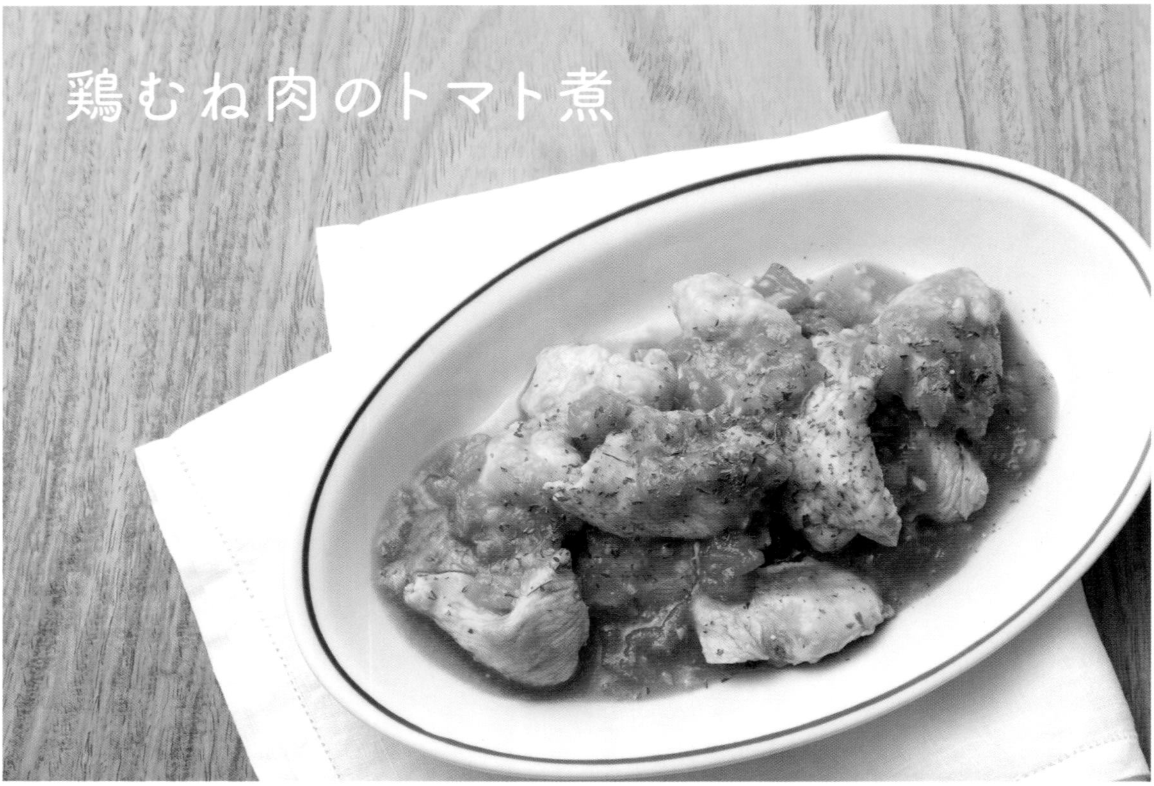
鶏むね肉のトマト煮

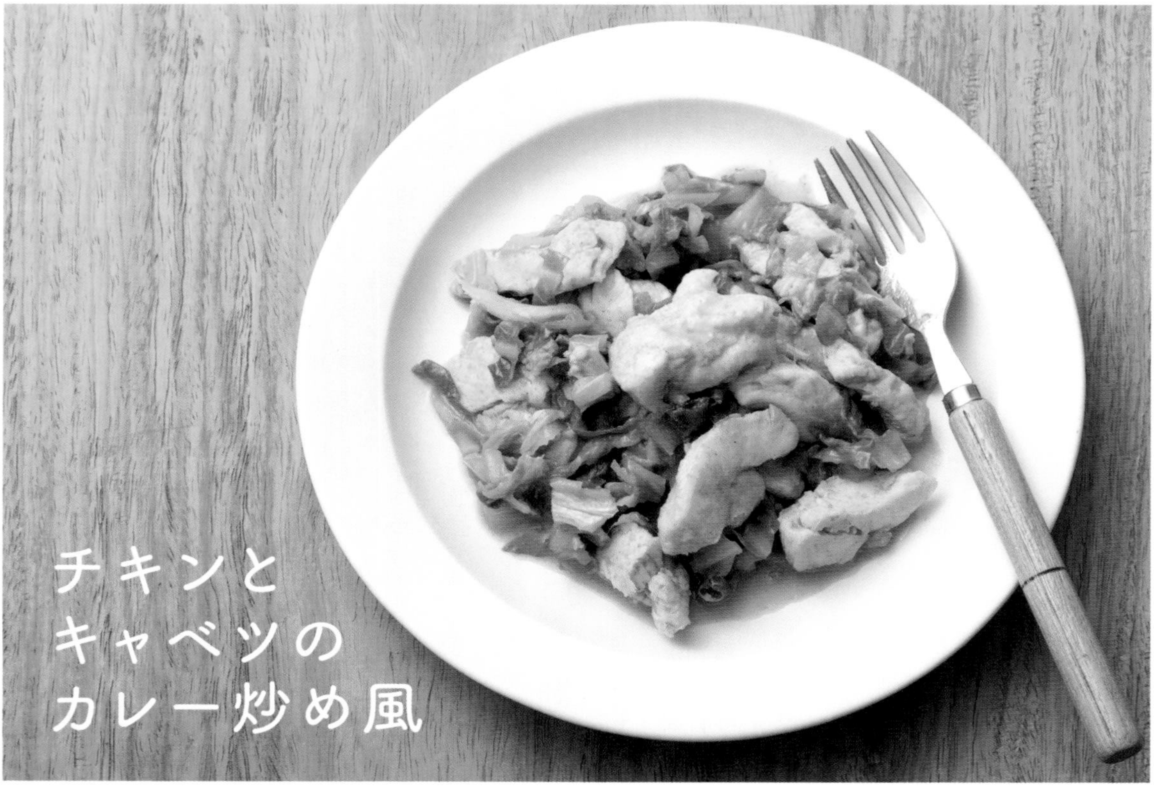
チキンと
キャベツの
カレー炒め風

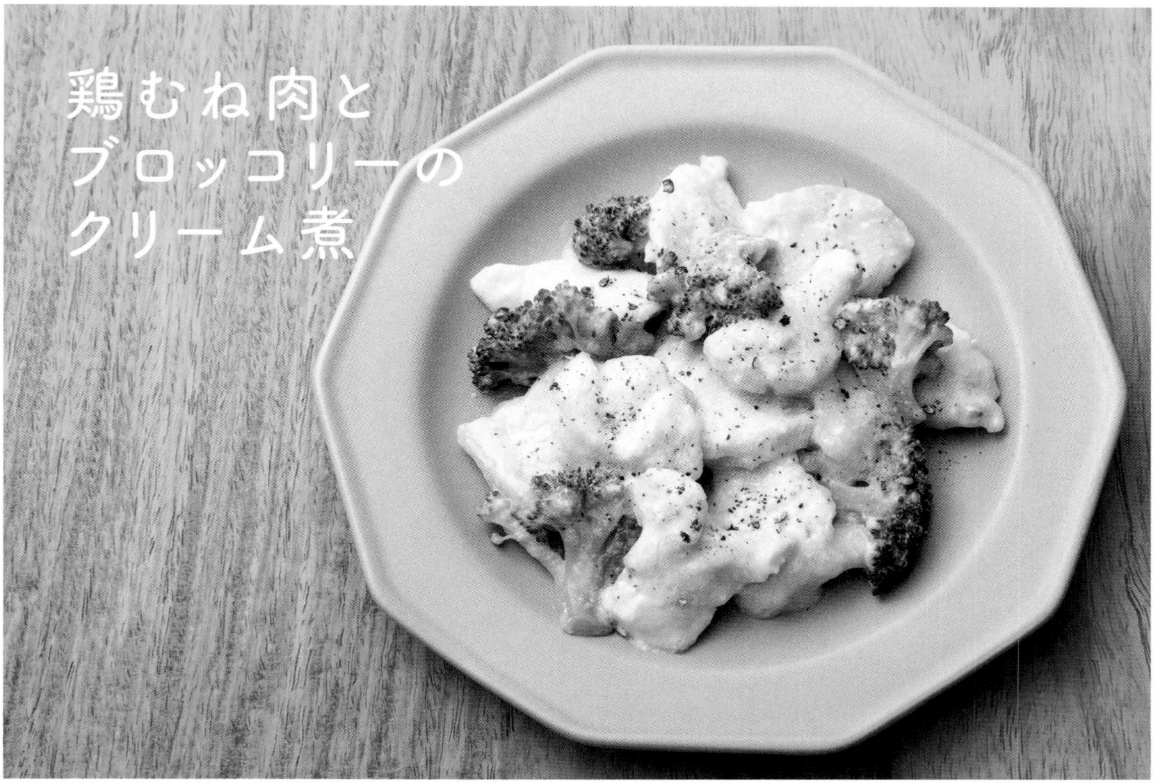
鶏むね肉と
ブロッコリーの
クリーム煮

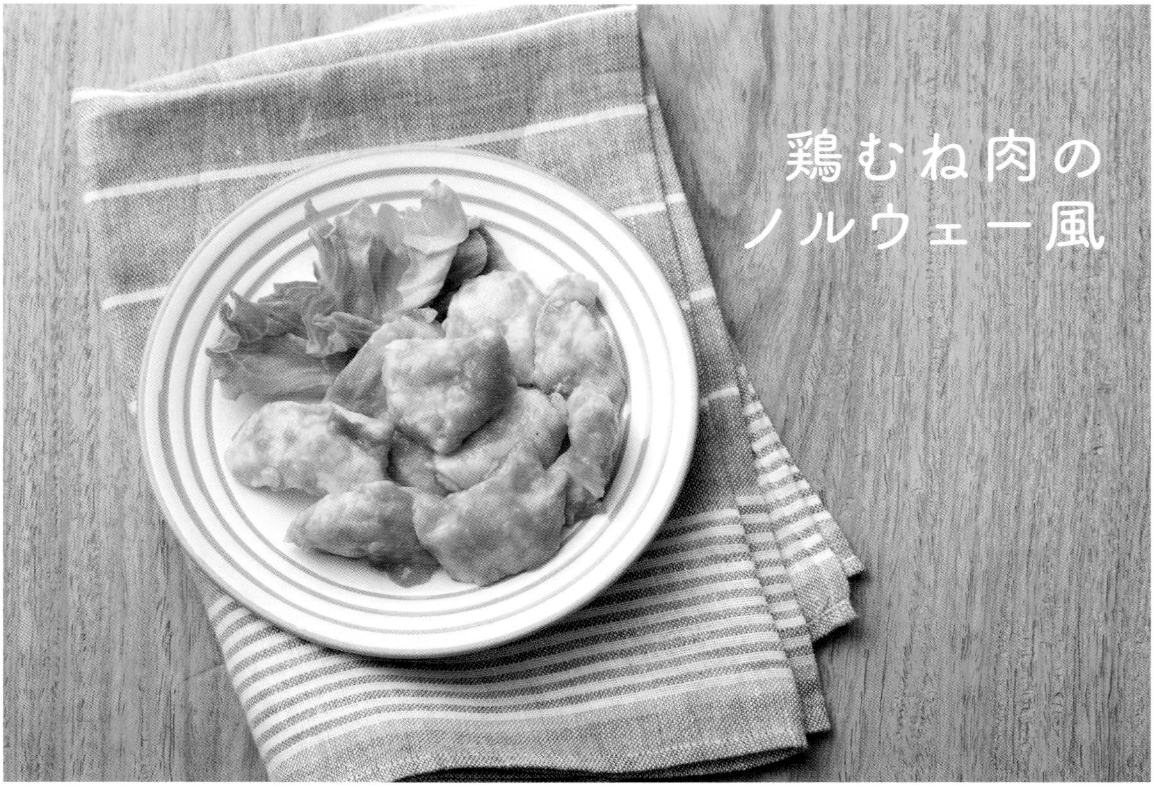
鶏むね肉の
ノルウェー風

鶏むね肉のトマト煮

筋肉の持久力を高める鶏むね肉をトマト煮に。フレッシュなトマトを使ってさっぱりと仕上げます。

材料（2人分）

鶏むね肉……1枚（300g）
トマト……1個
塩……ふたつまみ
こしょう……少々
小麦粉……大さじ1
A
- にんにく……1かけ
- ケチャップ……大さじ2
- ウスターソース……大さじ1
- コンソメ……小さじ1
- 砂糖……小さじ1

乾燥パセリ……お好みで

作り方

❶ 鶏むね肉はそぎ切りにして塩・こしょうをふり、小麦粉をまぶす。トマトは1cm角、にんにくはみじん切りにする。
❷ 耐熱容器に鶏むね肉・トマト・Aを入れて混ぜ、ふんわりとラップをして電子レンジで6分加熱する。
❸ よく混ぜて一旦冷ます。食べる前に再度温め、皿に盛る。お好みで乾燥パセリをふる。

point
にんにくは市販のすりおろしたチューブ（小さじ1）を使用してもOK。

チキンとキャベツのカレー炒め風

キャベツにはスルフォラファンが含まれており、血管壁が薄い血管をできにくくし、炎症物質が血管から漏れ出るのを防いでくれます。

材料（2人分）

鶏むね肉……1枚（300g）
塩……小さじ1/4
砂糖……小さじ1/4
キャベツ……2枚（100g）
A
- マヨネーズ……大さじ2
- カレー粉……小さじ2
- コンソメ……小さじ2
- しょうゆ……小さじ1

作り方

❶ 鶏むね肉は1cm幅の細切りにして、塩・砂糖をもみこむ。キャベツは1cm幅に切る。
❷ 耐熱容器に鶏むね肉・キャベツ・混ぜ合わせたAの順にのせ、ふんわりとラップをして電子レンジで5分加熱する。全体をよく混ぜる。

point
鶏むね肉は一旦そぎ切りにし、繊維を断つように1cm幅くらいに切るとやわらかく仕上がります。耐熱容器に具材を入れるとき、肉がひとかたまりになるのを防ぐため、鶏むね肉は重ならないように並べます。

鶏むね肉とブロッコリーのクリーム煮

ブロッコリーのスルフォラファンに豆乳のステロール、血管を丈夫にし軟骨成分をしっかりとひざに届けます。

材料（2人分）

鶏むね肉……1枚（300g）
塩……ふたつまみ
片栗粉……大さじ1
ブロッコリー……1/4株（70g）
A ┌ コンソメ……小さじ1
　│ みそ……小さじ1/2
　└ 豆乳……100ml
バター……10g
粗びき黒こしょう……少々

作り方

❶ 鶏むね肉はそぎ切りにして、塩・片栗粉の順にまぶす。ブロッコリーは小房に分ける。

❷ 耐熱容器に**A**を入れて混ぜる。鶏むね肉・ブロッコリーを入れ、バターをのせて、ふんわりとラップをして電子レンジで8〜10分加熱する。皿に盛り、粗びき黒こしょうをふる。

point

鶏むね肉に火が通っていなければ、追加で加熱してください。

鶏むね肉のノルウェー風

もも肉に比べてヘルシーで高たんぱくな鶏むね肉。片栗粉をしっかりもみこみ、パサつきを防ぎ、甘辛ソースを絡みやすくします。

材料（2人分）

鶏むね肉……1枚（300g）
片栗粉……小さじ2
酒……小さじ2
A ┌ ケチャップ……大さじ1・1/2
　│ ウスターソース……小さじ1
　└ 砂糖……小さじ1
レタス……お好みで

作り方

❶ 鶏むね肉はそぎ切りにして、ポリ袋に入れる。酒・片栗粉をもみこむ。耐熱皿に重ならないように並べる。

❷ ❶にふんわりとラップをして電子レンジで4分加熱する。レタスは皿に盛っておく。

❸ **A**をボウルに入れて混ぜ、❷の鶏肉を加えて混ぜ合わせる。皿に盛る。

point

お好みで粗びき黒こしょうをふって、スパイシーに仕上げてもおいしく召し上がれます。

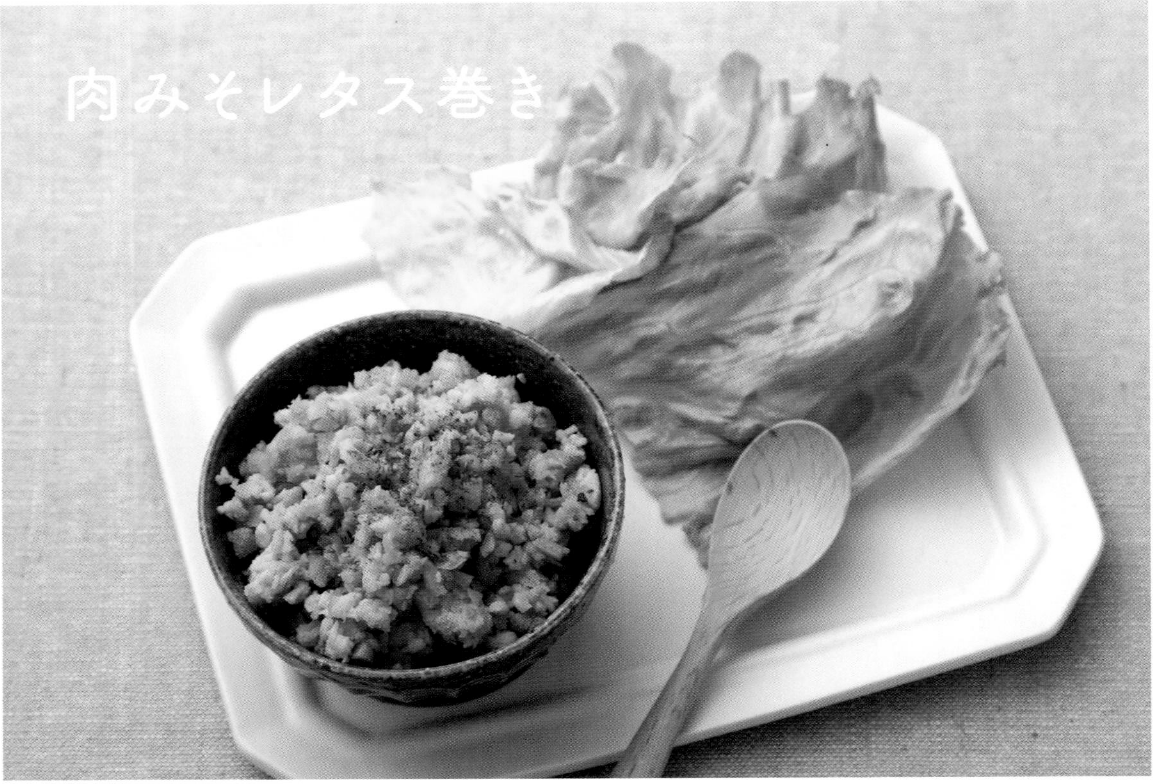
肉みそレタス巻き

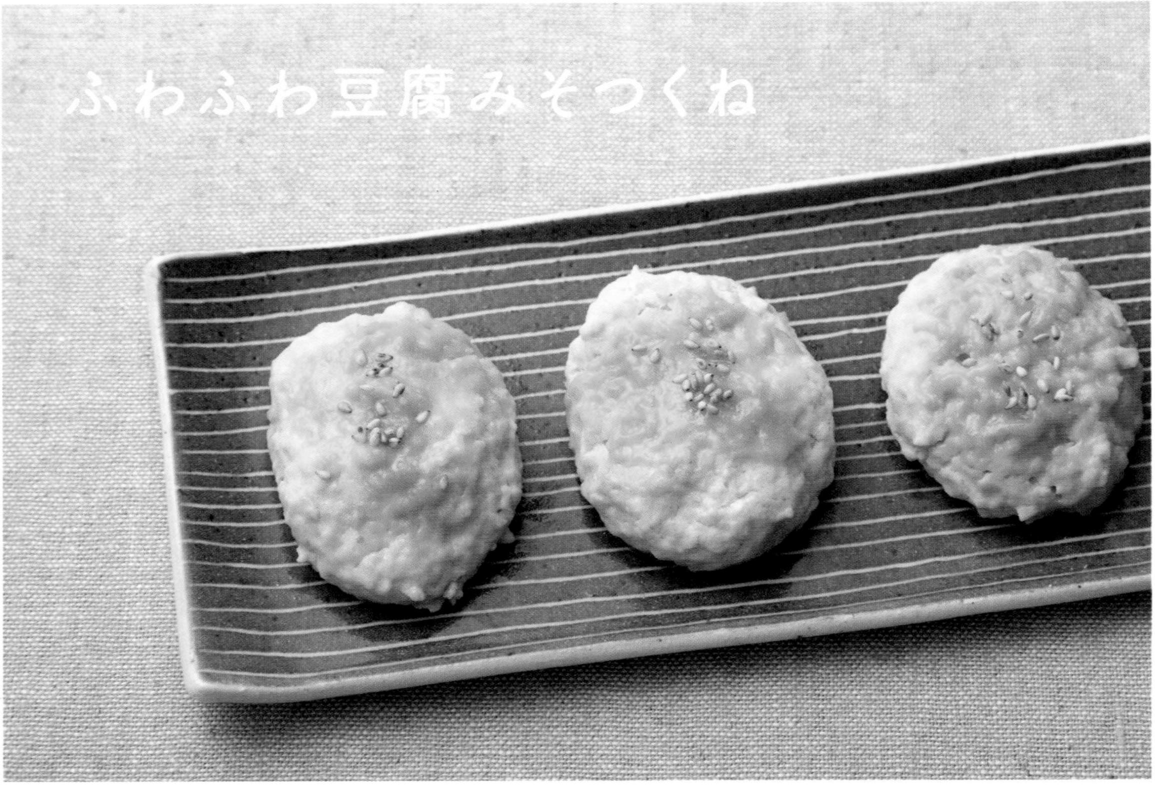
ふわふわ豆腐みそつくね

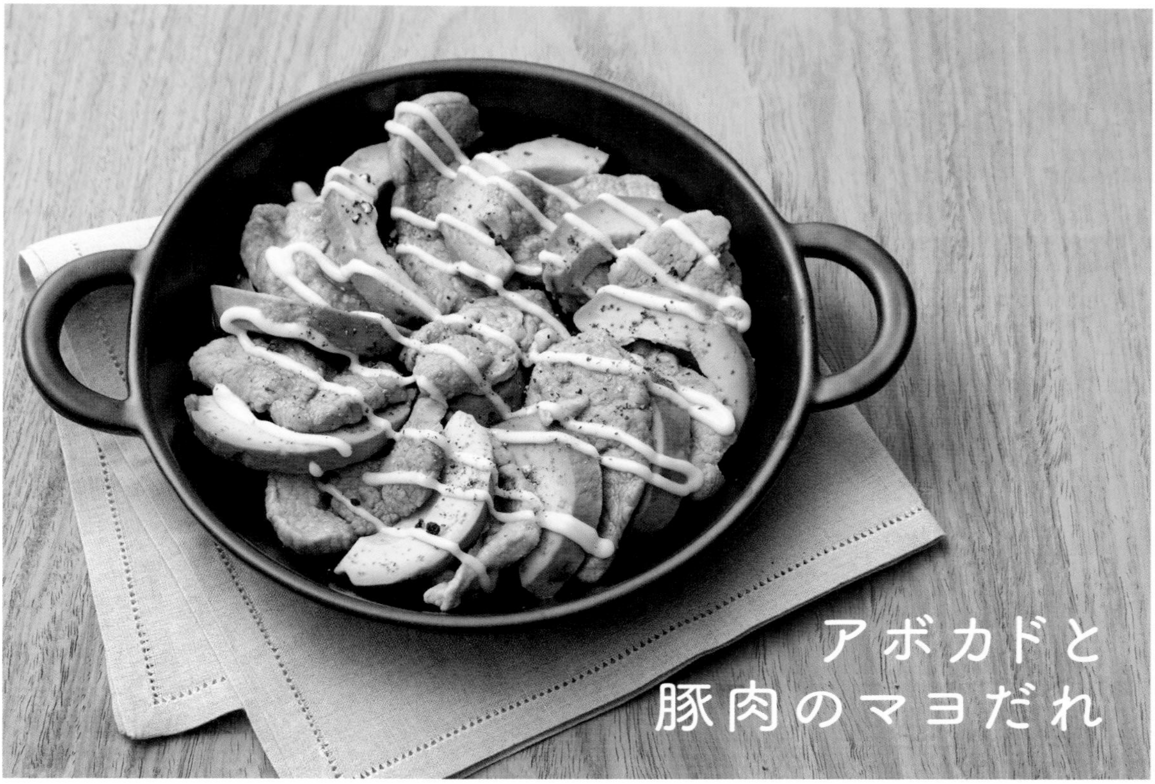
アボカドと
豚肉のマヨだれ

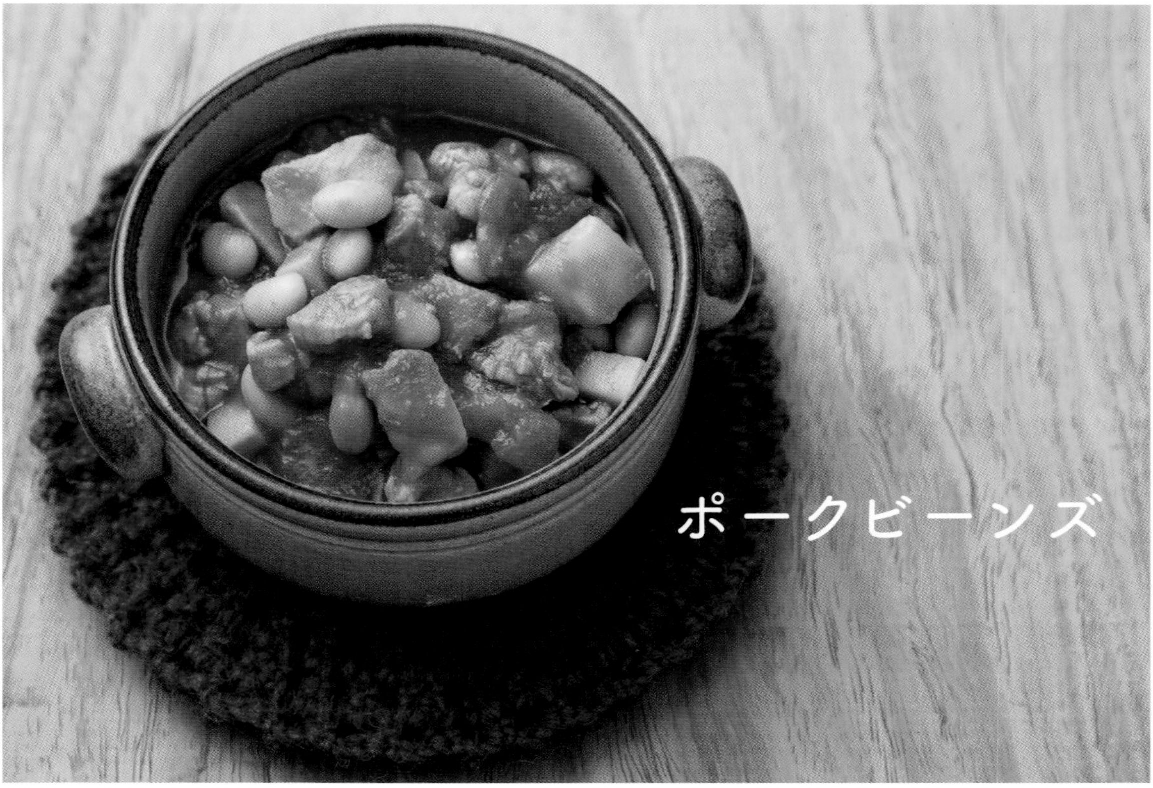
ポークビーンズ

肉みそレタス巻き

鶏ミンチだけでなく、大豆を加えて軟骨成分をプラス。ヘルシーなのに食感がよくなり満腹感もUP。

材料（2人分）

A	鶏むねミンチ	150g
A	水煮大豆	1/2缶（60g）
A	しょうが	1/2かけ（5g）
A	こうじ甘酒	大さじ3
A	みそ	大さじ1
A	しょうゆ	小さじ1
	七味唐辛子	適量
	レタス	適量

作り方

❶ しょうがはみじん切りにする。水煮大豆は水気をきって小さくきざむ。

❷ 耐熱容器に**A**を入れて混ぜる。ふんわりとラップをして電子レンジで8分加熱する。フォークなどでほぐして皿に盛る。

❸ お好みで七味唐辛子をふって、レタスを添える。

ふわふわ豆腐みそつくね

大豆の軟骨成分、鶏肉の持久力UP成分の消化吸収をこうじ甘酒がサポート。水切りしない豆腐を使ってよりふんわりした食感に。

材料（2人分）

A	鶏むねミンチ	200g
A	絹ごし豆腐	1/2丁（150g）
A	片栗粉	小さじ1
A	塩	ふたつまみ
A	しょうゆ	小さじ1
A	ごま油	小さじ1/2
B	みそ	小さじ2
B	こうじ甘酒	小さじ2
	白ごま	小さじ1

作り方

❶ ボウルに**A**を入れ、手早く混ぜる。6等分にして小判形にし、耐熱皿に並べる。

❷ ❶のつくねに混ぜ合わせた**B**を塗り、ふんわりとラップをして電子レンジで5分加熱する。耐熱皿に残ったたれを全体に絡め、白ごまをふる。

point

小判形にするとき、やわらかくて丸めにくいですが、となり同士がくっつかない程度にまとめるだけでOK。

アボカドと豚肉のマヨだれ

アボカドの軟骨成分、豚肉のビタミンB_1、たんぱく質がバランスよく摂れるレシピです。黒こしょうがアクセントに。

材料（2人分）

豚ヒレ肉……200g
アボカド……1個
塩……ふたつまみ
片栗粉……小さじ1
A 砂糖……小さじ1
A しょうゆ……小さじ1
マヨネーズ……大さじ1
粗びき黒こしょう……お好みで

作り方

❶ 豚ヒレ肉は5㎜厚さに切り、塩・片栗粉の順にまぶす。アボカドは種と皮を取り除き、5㎜幅に切る。
❷ 耐熱皿に豚肉を並べる。ふんわりとラップをして電子レンジで4分加熱する。
❸ 別の耐熱皿にアボカドと豚肉を交互に並べる。混ぜ合わせた**A**をかけてふんわりとラップをして電子レンジで1分加熱する。仕上げにマヨネーズを全体にかけ、お好みで粗びき黒こしょうをふる。

ポークビーンズ

アボカドと大豆の不けん化物最強タッグ。豚肉とトマトも加え、食材の食感が楽しい一品です。

材料（2人分）

豚ヒレ肉……150g
水煮大豆……1/2缶（60g）
アボカド……1/2個
トマト缶（カット）……1/2缶
ケチャップ……大さじ2
ウスターソース……大さじ1
コンソメ……小さじ2
砂糖……小さじ2

作り方

❶ 豚ヒレ肉は1㎝角に切る。アボカドは種と皮を取り除き、1㎝角に切る。水煮大豆は水気をきる。
❷ 耐熱容器に材料をすべて入れる。ふんわりとラップをして電子レンジで6～7分加熱し、全体を混ぜる。

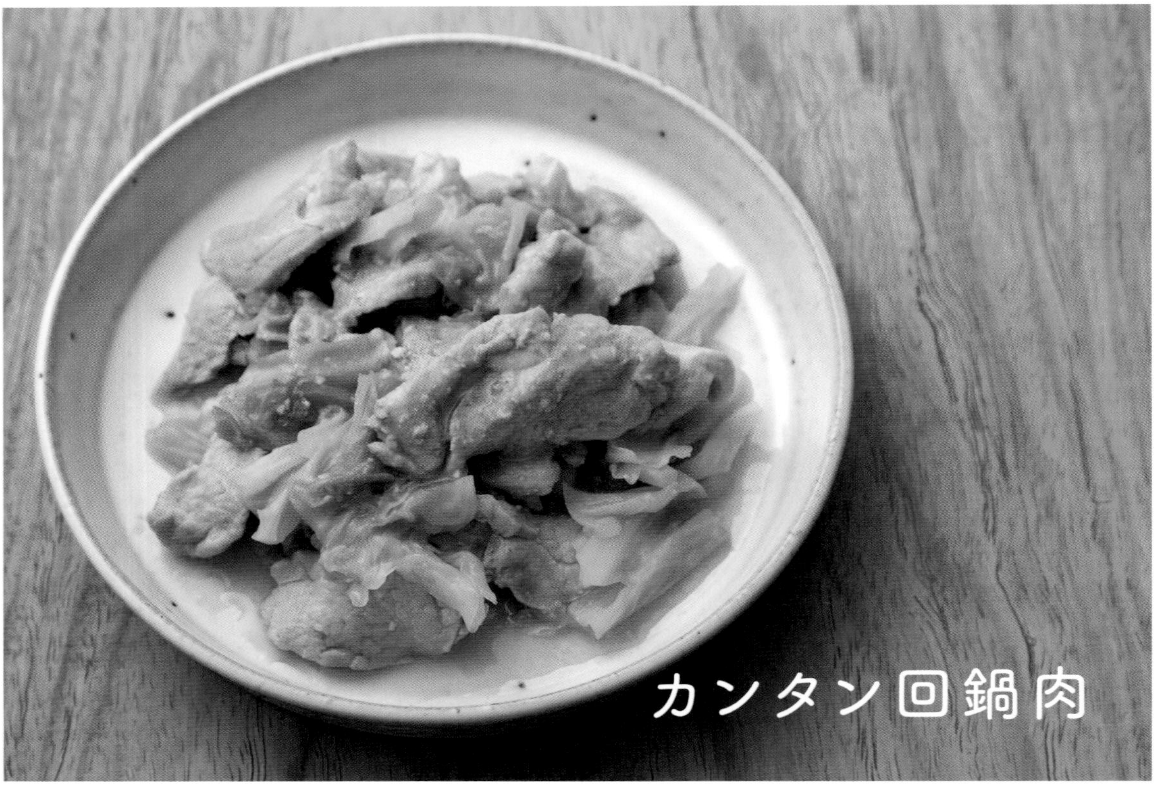
カンタン回鍋肉

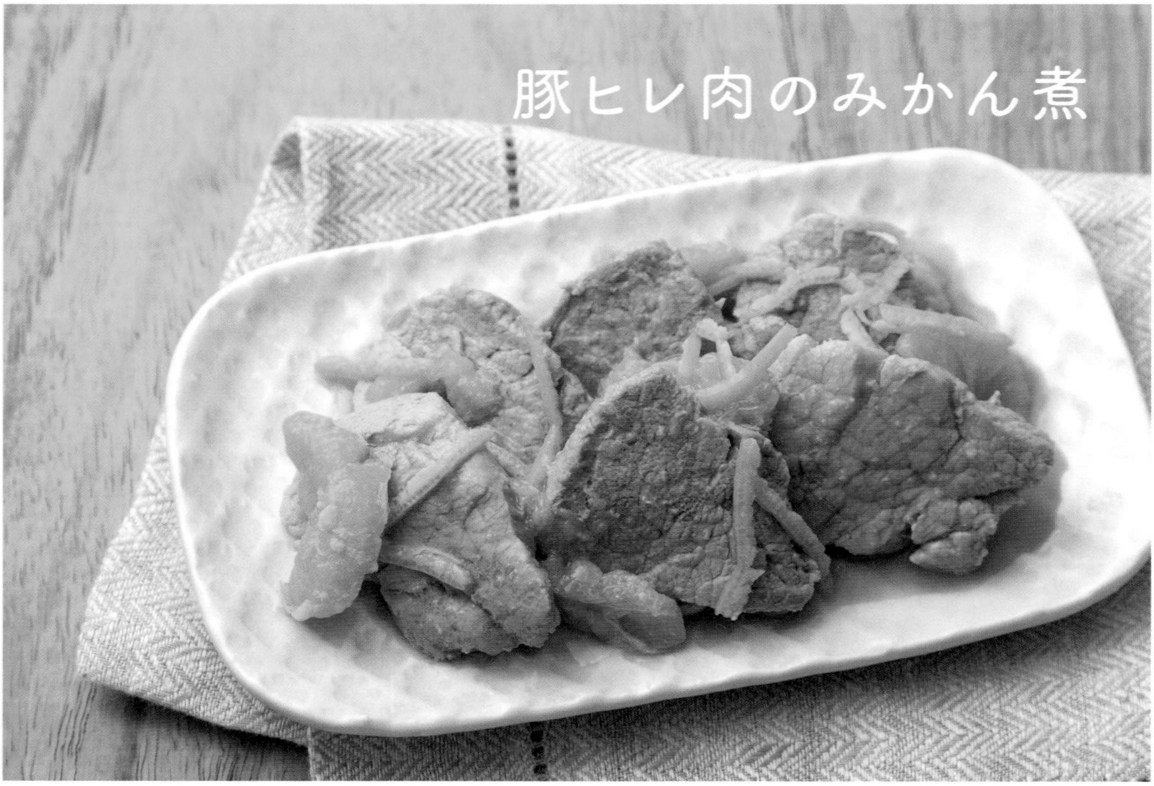
豚ヒレ肉のみかん煮

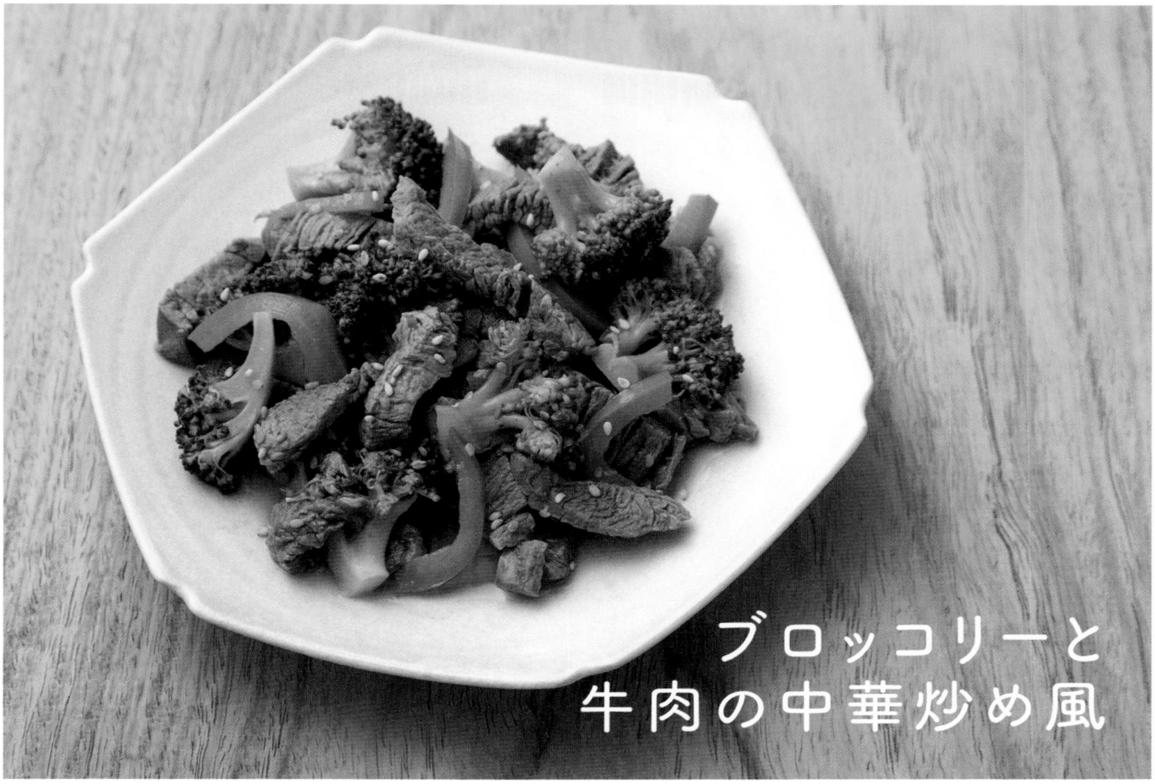

ブロッコリーと
牛肉の中華炒め風

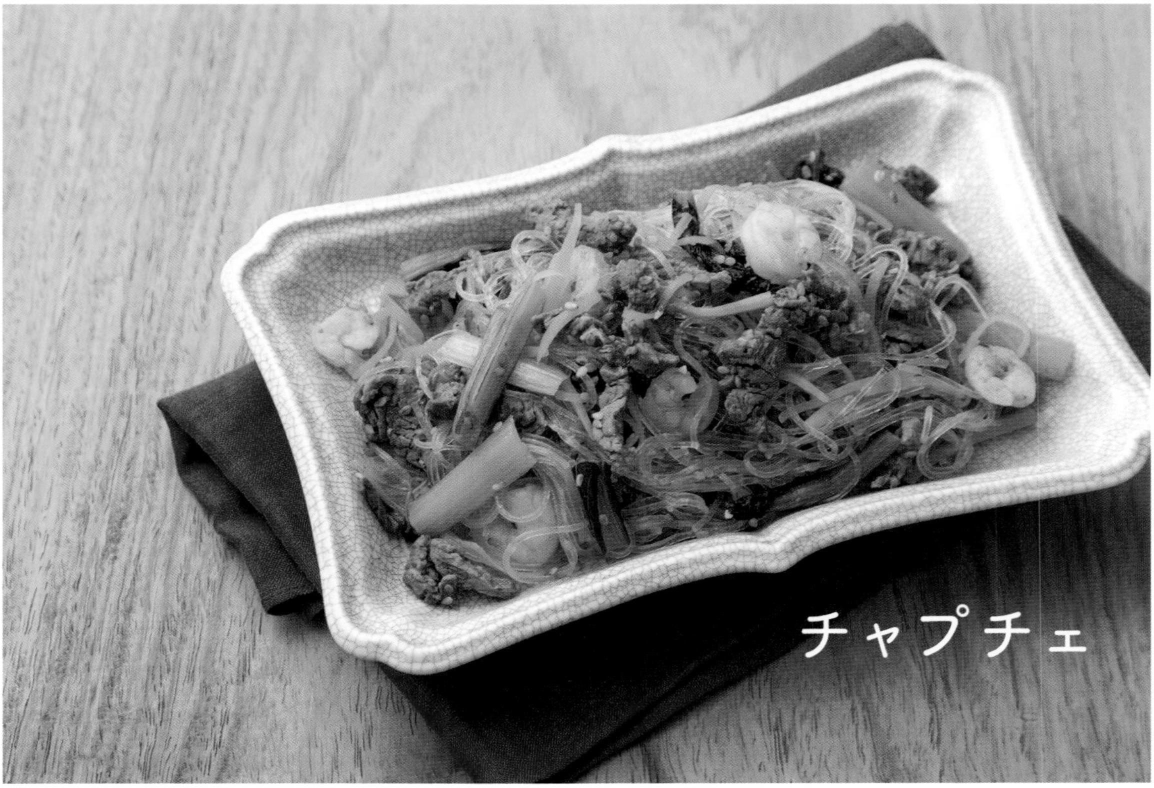

チャプチェ

カンタン回鍋肉

スルフォラファンを含むキャベツをたっぷり使って、回鍋肉に。焼肉のたれを使うとかんたんです。

材料（2人分）

豚ヒレ肉……200g
キャベツ……2枚（100g）
A
- みそ……大さじ1
- みりん……大さじ1
- 焼肉のたれ……小さじ2
- ラー油……3滴

作り方

❶ 豚ヒレ肉は5㎜厚さの食べやすい大きさに切る。キャベツは一口大に切る。

❷ 耐熱容器に豚ヒレ肉・キャベツ・**A**を入れて全体を混ぜ、ふんわりとラップをして電子レンジで4～6分加熱する。

豚ヒレ肉のみかん煮

みかんには交感神経を抑制して血行をよくする成分が含まれ、皮ごと調理することで効果的に摂取できます。

材料（2人分）

豚ヒレ肉……200g
みかんの皮……1/2個分
みかんの果肉……1個分
A
- しょうゆ……大さじ1・1/2
- 酒……大さじ1・1/2
- みりん……大さじ1・1/2

炭酸水……100ml

作り方

❶ 豚ヒレ肉は1㎝厚さに切り、炭酸水につけて10分おく。みかんの皮は3㎝長さの細切りにし、みかんの果肉は一房を縦半分に切る。

❷ 耐熱容器に炭酸水から取り出した豚ヒレ肉・みかんの皮・みかんの果肉・**A**を入れ、ふんわりとラップをして電子レンジで4～6分加熱する。

point

豚ヒレ肉は炭酸水につけることでやわらかくなります。みかんの果肉は白い薄皮を付けたまま調理します。

ブロッコリーと牛肉の中華炒め風

牛肉は必須アミノ酸のバランスがよい食材。ブロッコリーのビタミンの吸収を高めてくれる組み合わせです。

材料（2人分）

牛ヒレ肉 ……… 150g
ブロッコリー ……… 1/2株（140g）
パプリカ（赤） ……… 1/4個
A
焼肉のたれ ……… 小さじ2
しょうゆ ……… 小さじ2
白ごま ……… 小さじ1
ごま油 ……… 小さじ1/2

作り方

❶ 牛ヒレ肉は1cm幅の細切りにし、耐熱容器に入れてAをもみこむ。ブロッコリーは小房に分ける。パプリカは横半分に切り、細切りにする。
❷ 耐熱容器に牛ヒレ肉・ブロッコリー・パプリカを入れて混ぜる。ふんわりとラップをして電子レンジで4分加熱する。
❸ 全体を混ぜ、再度ふんわりとラップをして電子レンジで3分加熱する。

チャプチェ

小松菜のビタミンKは脂溶性のため、牛肉やごまなどの脂質と一緒に摂ると効率よく摂取できます。

材料（2人分）

牛ヒレ肉 ……… 150g
小松菜 ……… 2株（100g）
にんじん ……… 1/3本
むきえび ……… 80g
春雨 ……… 40g
A
中華だしの素 ……… 大さじ1
にんにく ……… 1かけ
しょうゆ ……… 小さじ1
砂糖 ……… 小さじ1
白ごま ……… 大さじ2
酒 ……… 大さじ2

作り方

❶ 牛ヒレ肉は1cm幅の細切りにして、Aをもみこむ。小松菜は3cm幅に切る。にんじんは3cm長さの細切りにする。にんにくはすりおろす。
❷ 耐熱容器に春雨を入れる。続けて牛ヒレ肉・むきえび・にんじん・小松菜の順に入れる。ふんわりとラップをして電子レンジで4分加熱する。
❸ 全体を混ぜ、再度ふんわりとラップをして電子レンジで3分加熱する。

point

春雨が耐熱容器に入らないときははさみで適当な長さに切ります。むきえびは冷凍の場合、解凍してから使います。牛肉は重ならないように入れましょう。

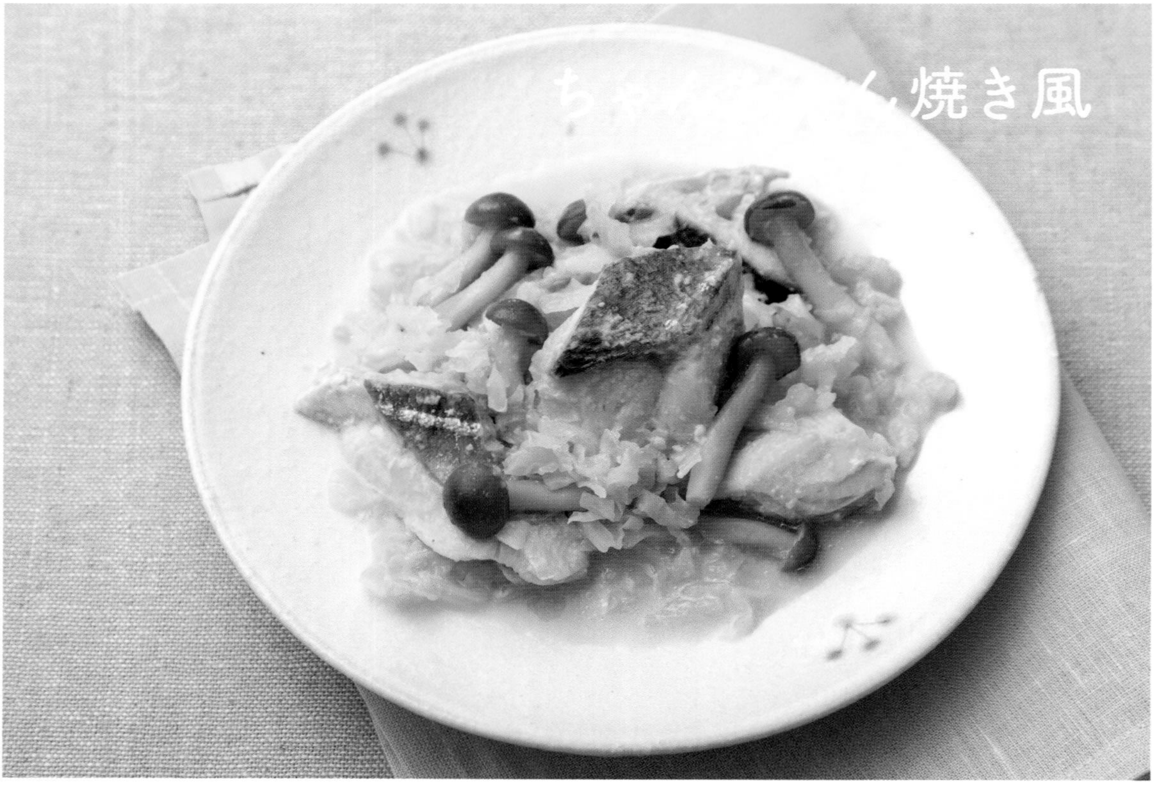
ち
ん焼き風

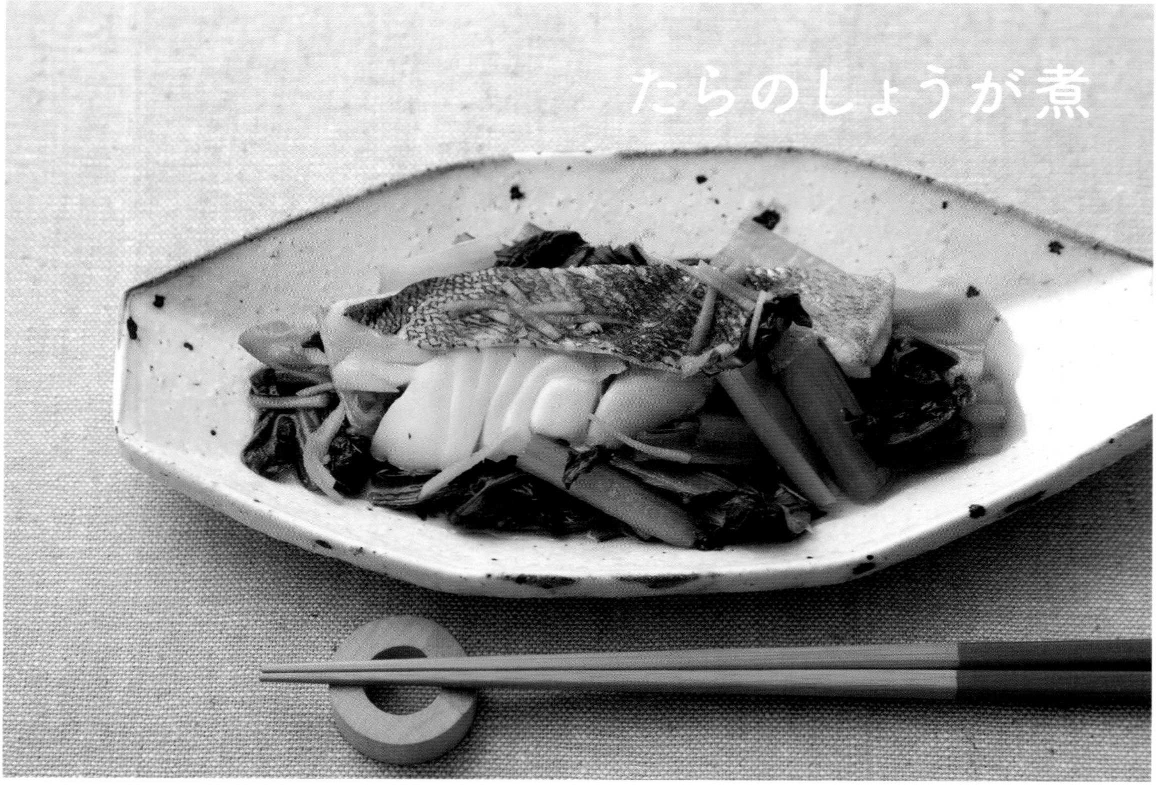
たらのしょうが煮

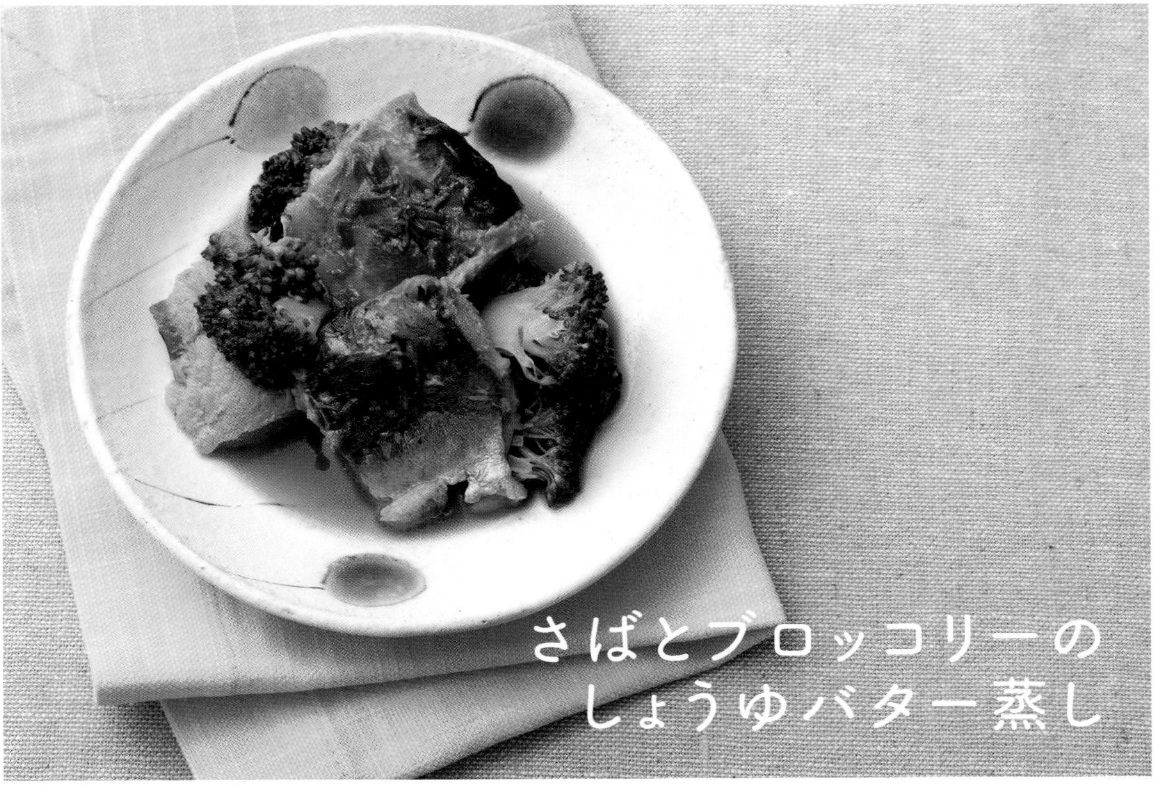
さばとブロッコリーの
しょうゆバター蒸し

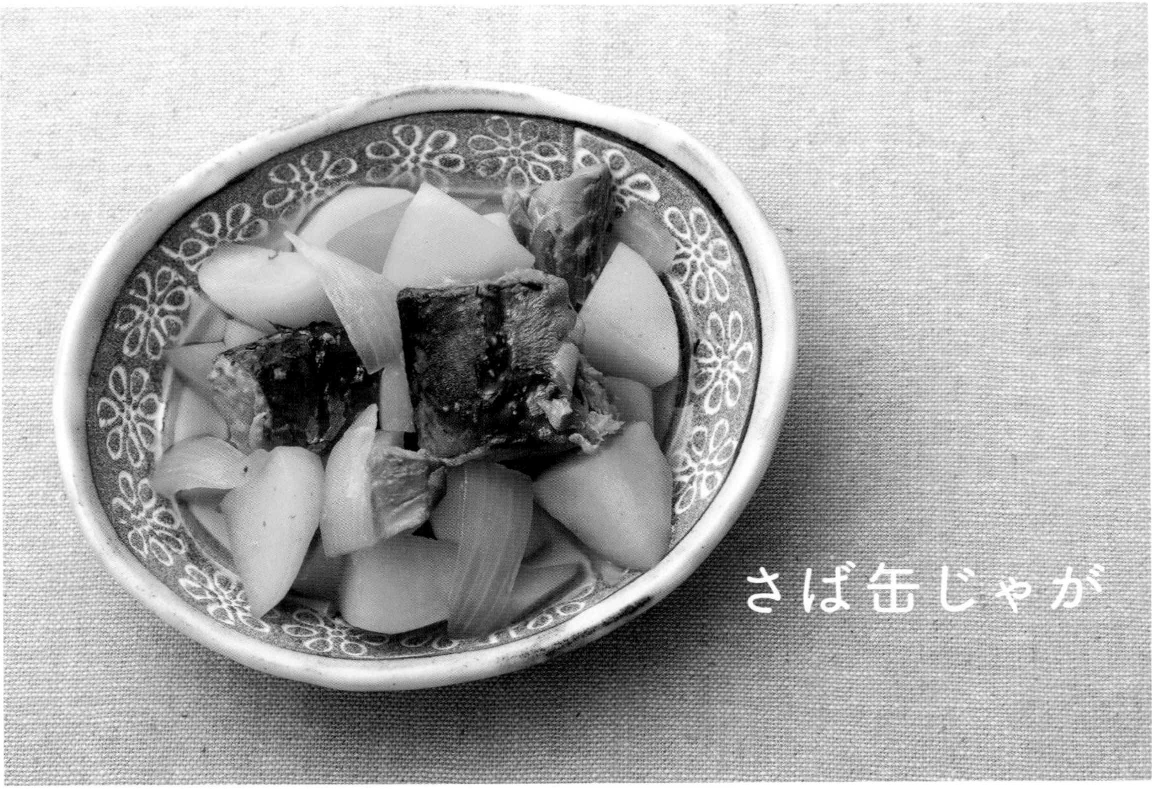
さば缶じゃが

ちゃんちゃん焼き風

キャベツに含まれる血管強化のスルフォラファンは水溶性なので、汁も絡めて残さずいただきます。

材料（2人分）

	鮭（生）	2切れ
	キャベツ	2枚（100g）
	しめじ	1/2株
A	こうじ甘酒	大さじ3
A	みそ	大さじ1
	バター	10g

作り方

❶ 鮭は骨とうろこを取り除き、一口大に切る。キャベツは3㎝長さの細切りにする。しめじは小房に分ける。

❷ 耐熱容器にキャベツ・しめじ・鮭の順に入れる。混ぜ合わせた**A**をかけ、バターをのせる。ふんわりとラップをして電子レンジで5分加熱する。加熱後、全体をよく混ぜる。

point

鮭はうろこをきれいに取り除くと臭みが取れます。

たらのしょうが煮

カルシウムも豊富な小松菜は、カルシウムを沈着させるビタミンKを一緒に効率よく摂取できる有能食材です。

材料（2人分）

	たら	2切れ
	小松菜	2株（100g）
	しょうが	1かけ（10g）
A	しょうゆ	大さじ2
A	みりん	大さじ2
A	酒	大さじ2

作り方

❶ 小松菜は3㎝幅に切る。しょうがは細切りにする。

❷ 耐熱容器に小松菜・しょうが・たらの順に入れる。**A**をかけ、ふんわりとラップをして電子レンジで4分加熱する。

❸ たらを裏返し、ぴったりとラップをして5分おく。

point

電子レンジで加熱後、余熱で火を通すのでしっかりとラップを。

さばとブロッコリーのしょうゆバター蒸し

さば缶には必須脂肪酸のDHA、EPAが生さばよりも豊富に含まれています。EPAには体内の炎症を抑える働きがあります。

材料（2人分）

さば缶（水煮）	1缶（190g）
ブロッコリー	1/4株（70g）
しょうゆ	大さじ2
みりん	大さじ2
昆布顆粒だし	小さじ1
バター	10g

作り方

❶ ブロッコリーは小房に分ける。

❷ 耐熱容器にさば缶を汁ごと入れて軽くほぐす。バター以外の材料を加えて混ぜる。バターをのせ、ふんわりとラップをして電子レンジで4分加熱する。

point

さば缶の骨が気になる方は、ほぐすときに取り除いてください。

さば缶じゃが

さばのEPA、ビタミンB_{12}に加えて、昆布顆粒だしのマンニトールが痛み緩和に役立ちます。さば缶の汁ごと使って栄養を逃しません。

材料（2人分）

	さば缶（水煮）	1缶（190g）
	じゃがいも	中2個
	玉ねぎ	1/4玉
	にんじん	1/3本
A	しょうゆ	大さじ1・1/2
A	みりん	大さじ1・1/2
A	酒	大さじ1・1/2
A	砂糖	大さじ1
A	昆布顆粒だし	小さじ1

作り方

❶ じゃがいもは1個8等分になるように切る。玉ねぎはくし形切り、にんじんは小さめの乱切りにする。

❷ 耐熱容器ににんじん・玉ねぎ・じゃがいも・さば缶（汁ごと）の順に入れる。混ぜ合わせた**A**をかけ、電子レンジで10～12分ほど、じゃがいもがやわらかくなるまで加熱する。

❸ 全体を混ぜ、ぴったりとラップをして10分以上おく。

point

にんじんは火が通りにくいので、鍋で作るときより小さめに切りましょう。

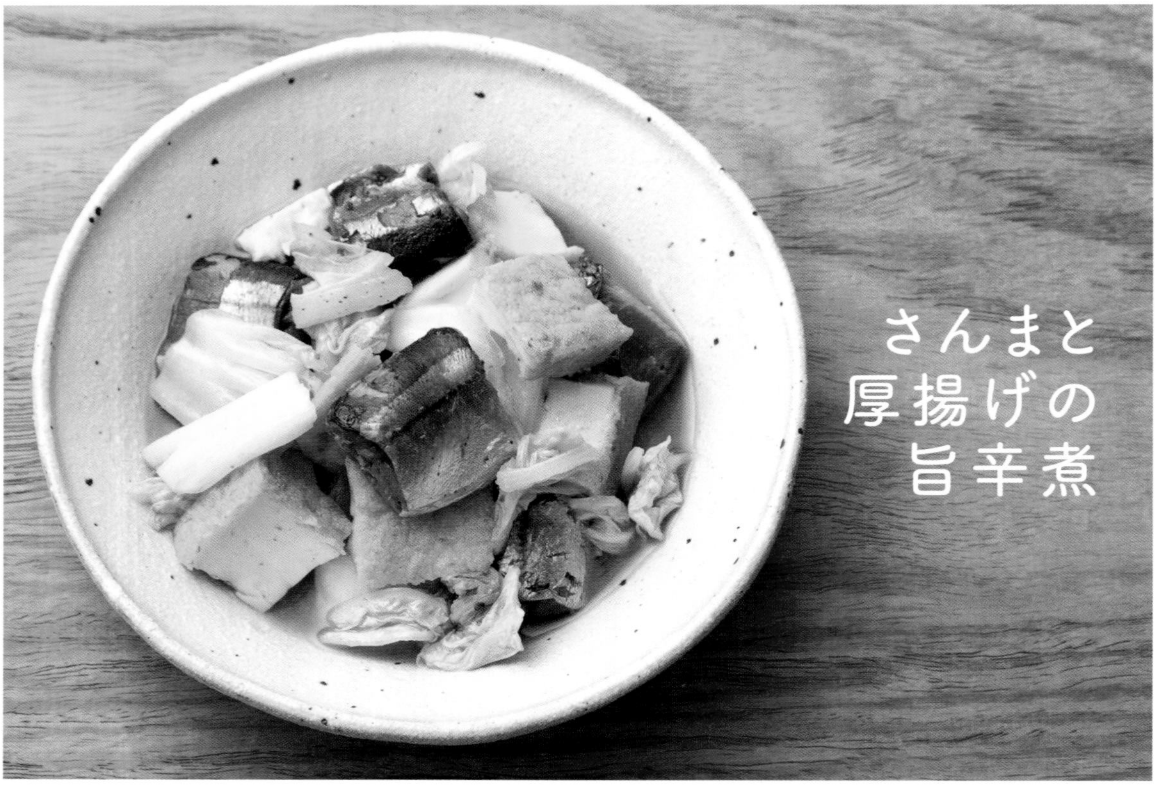

さんまと厚揚げの旨辛煮

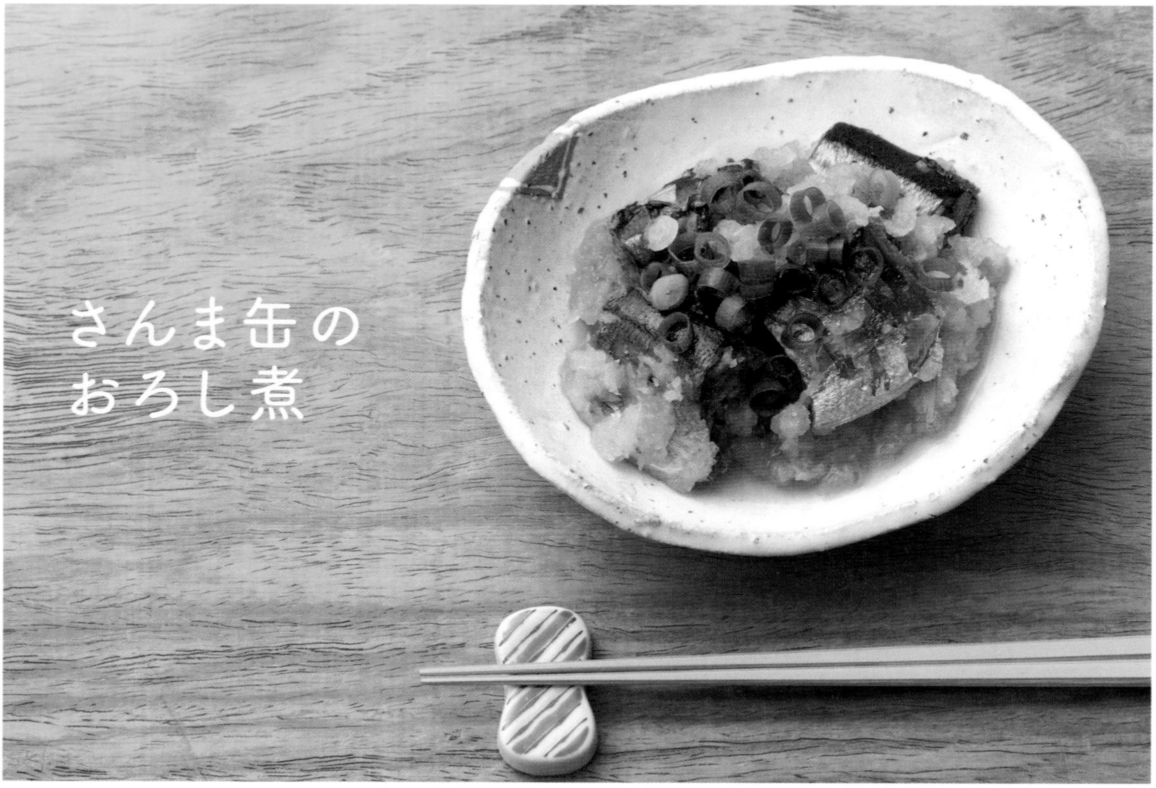

さんま缶のおろし煮

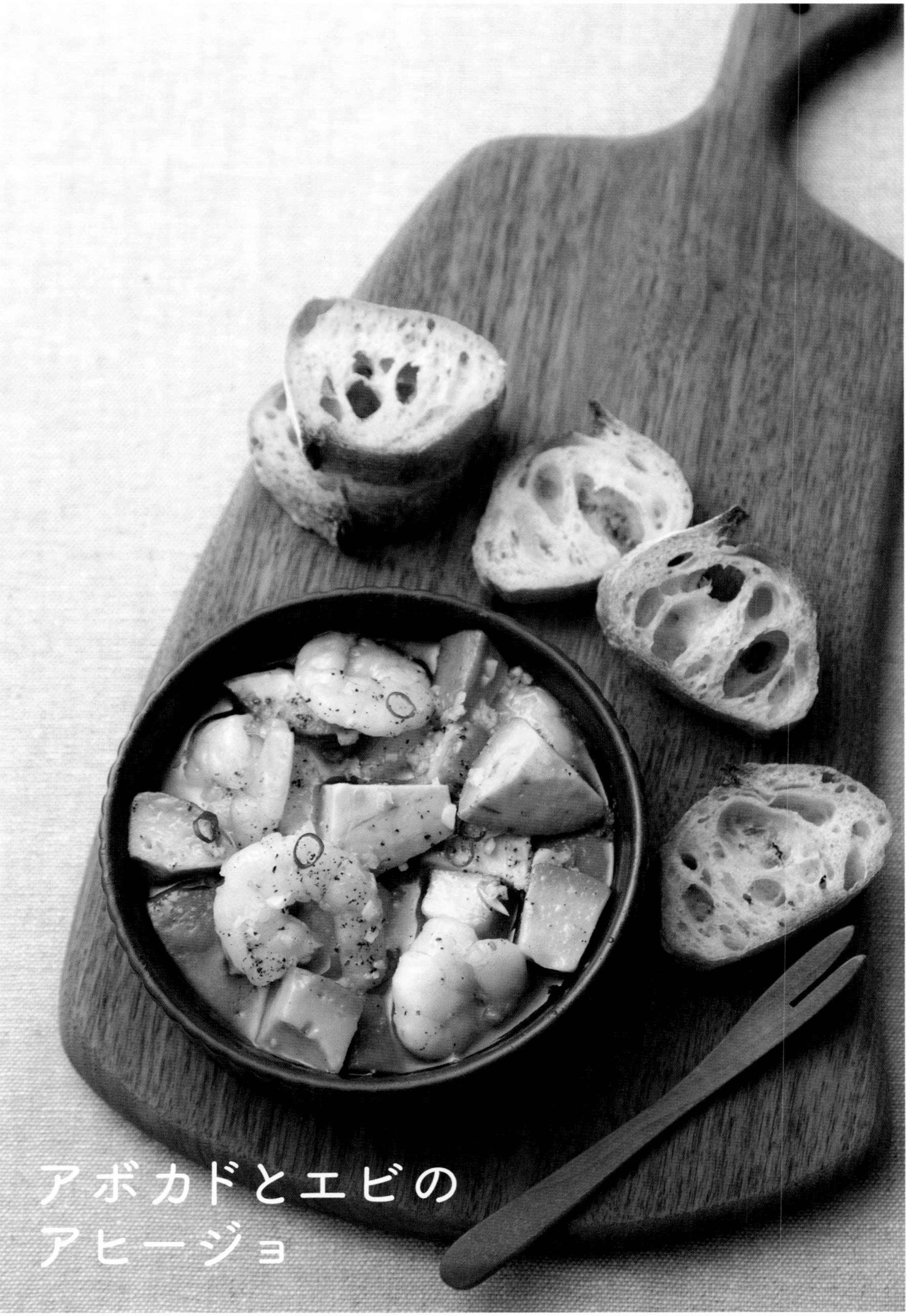

アボカドとエビの
アヒージョ

さんまと厚揚げの旨辛煮

必須脂肪酸、カルシウム、ビタミンB_{12}、鉄分など栄養豊富なさんま缶。こうじ甘酒でコクと甘みを加え、脂肪燃焼効果も。

材料（２人分）

さんま缶（味付け）	１缶（100g）
厚揚げ	１枚（100g）
白菜	２枚（200g）
A こうじ甘酒	大さじ２
A 焼肉のたれ	小さじ２

作り方

❶ 厚揚げは２㎝四方の５㎜厚さに切る。白菜は縦半分に切り、２㎝幅のそぎ切りにする。

❷ 耐熱容器に白菜・厚揚げを入れる。さんま缶の汁と**A**を混ぜ合わせてかける。その上にさんまを並べ、ふんわりとラップをして電子レンジで４分加熱する。

さんま缶のおろし煮

おろしにしっかりとだしがしみ込んで、必須脂肪酸やカルシウム、ビタミンB_{12}、鉄分など、さんま缶の栄養を逃しません。

材料（２人分）

さんま缶（味付け）	１缶（100g）
大根	3㎝分（120g）
昆布顆粒だし	2g
小ねぎ	２本

作り方

❶ 大根はすりおろす。小ねぎは小口切りにする。

❷ 耐熱容器に大根おろし・さんま缶（汁ごと）・昆布顆粒だしを入れてさっと混ぜ合わせる。ふんわりとラップをして電子レンジで２～３分加熱する。

❸ 皿に盛り、小ねぎをのせる。

③ 両手を背中に回す

かかとは床につけたまま

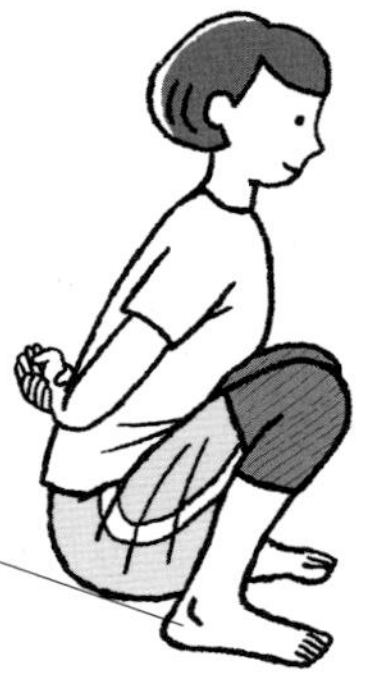

しゃがんだ体勢のまま、両手を背中で握り、５秒間キープ。

②・③をそれぞれ５秒間キープ

1日1セット

朝に行うのがおすすめ

むずかしいときは

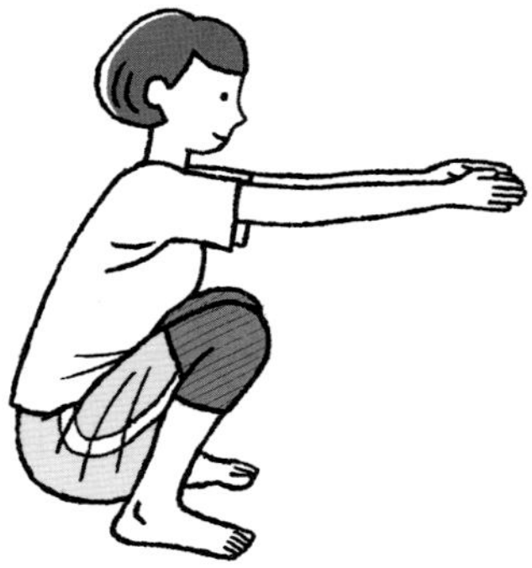

両手を前に伸ばしてバランスをとりながら行う。

アボカドとエビのアヒージョ

エビには抗酸化作用があるアスタキサンチンが含まれており、美肌効果が期待できます。

材料（2人分）

アボカド……1個
むきえび……80g
A ┌ オリーブオイル……大さじ4
　 │ 酒……大さじ1
　 └ にんにく……1かけ
塩……小さじ1/3
鷹の爪輪切り……ひとつまみ
粗びき黒こしょう……適量

作り方

❶ アボカドは皮と種を取り除き、2cm角に切る。にんにくはみじん切りにする。
❷ 耐熱容器に**A**を入れて、アボカド・むきえびを並べる。塩をふって、鷹の爪の輪切りをのせ、粗びき黒こしょうを全体にふる。
❸ ふんわりとラップをして電子レンジで2～3分加熱する。

point

マッシュルームやしめじなどのキノコ類を加えてもおいしく仕上がります。

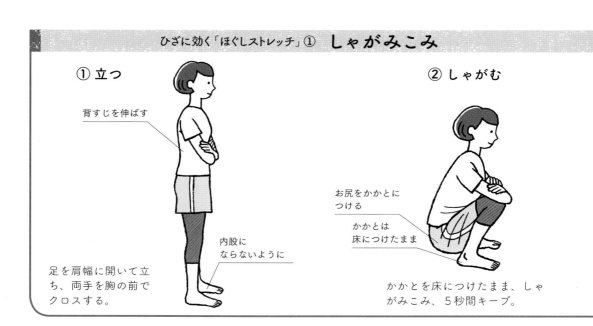

ひざに効く「ほぐしストレッチ」① しゃがみこみ

① 立つ

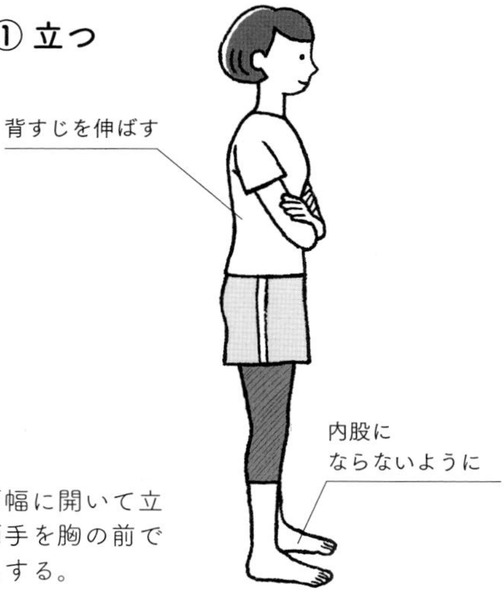

足を肩幅に開いて立ち、両手を胸の前でクロスする。

② しゃがむ

かかとを床につけたまま、しゃがみこみ、5秒間キープ。

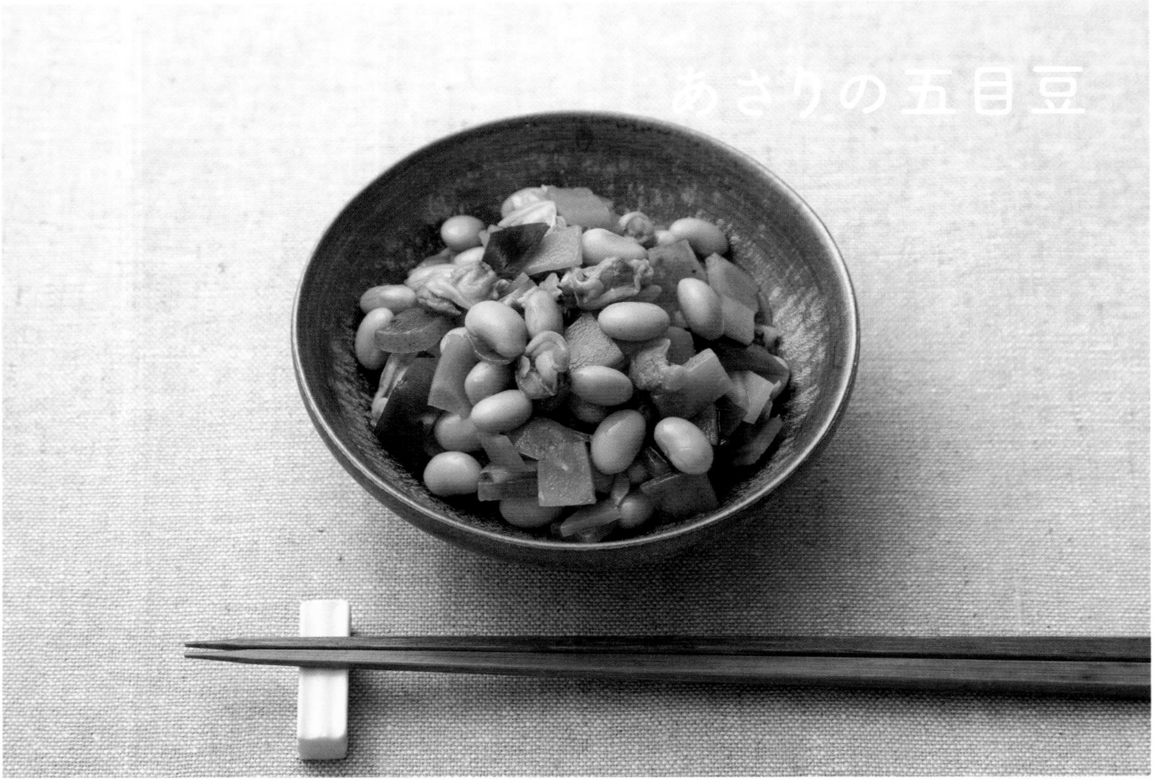
あさりの五目豆

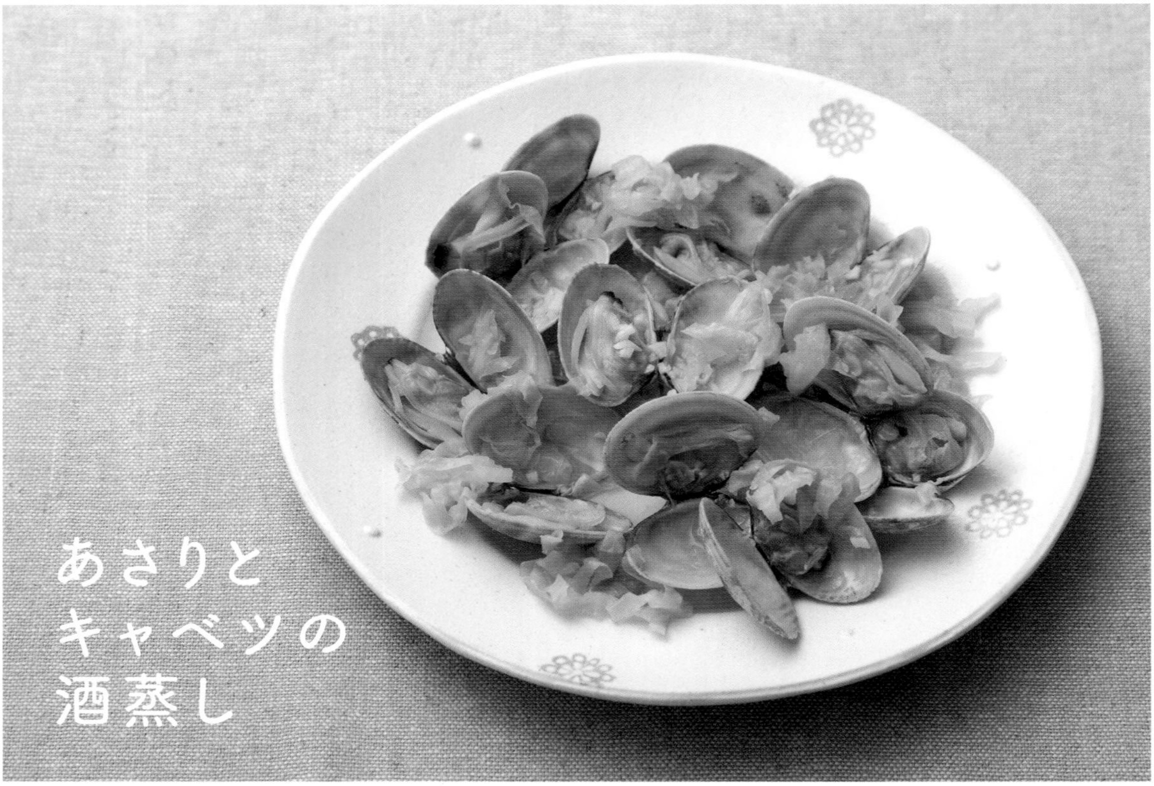
あさりと
キャベツの
酒蒸し

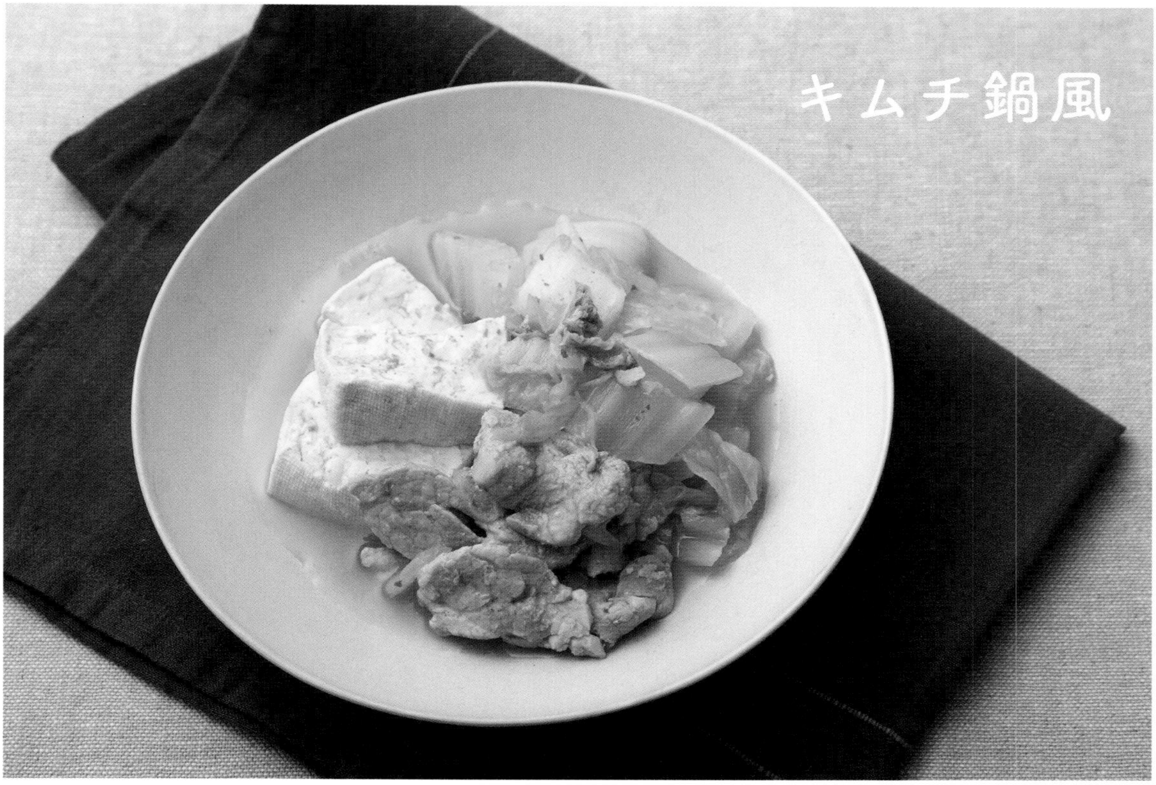
キムチ鍋風

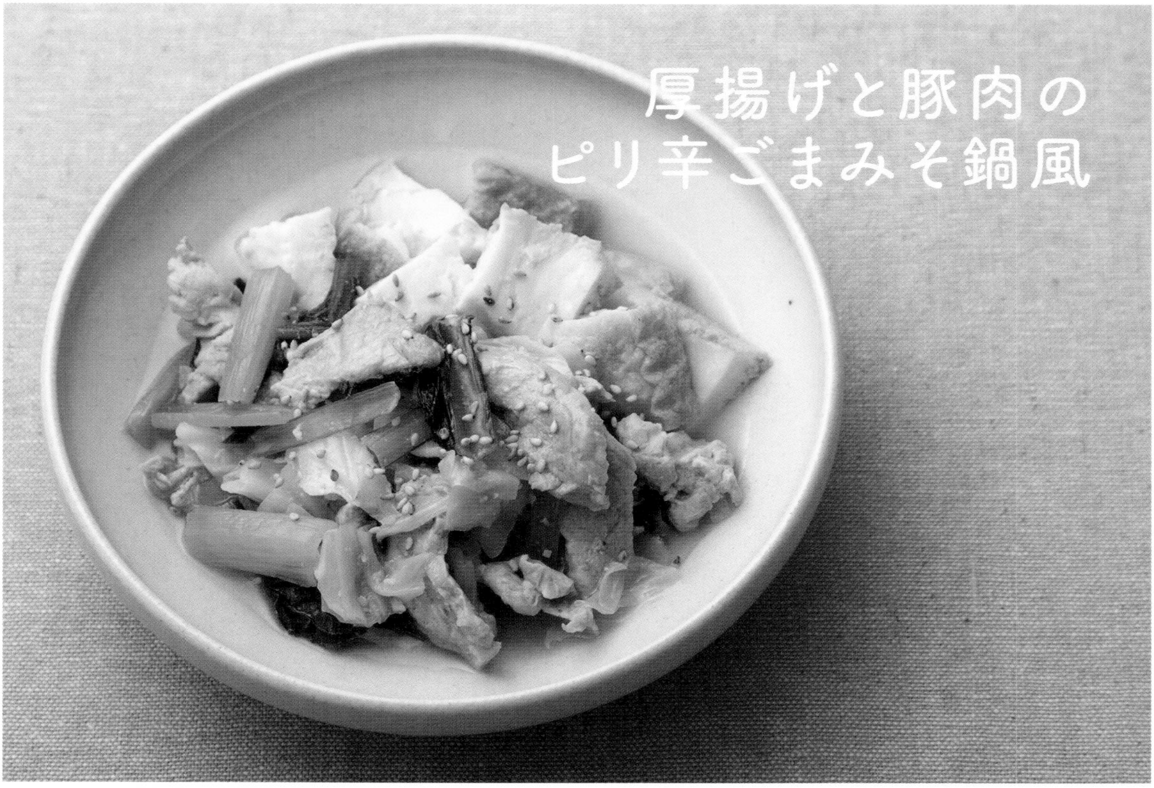
厚揚げと豚肉の
ピリ辛ごまみそ鍋風

あさりの五目豆

ビタミンB_{12}が豊富なあさり。神経に作用し痛みをやわらげてくれます。大豆の軟骨成分もたっぷり入ってひざに嬉しい一品。

材料（2人分）

- あさり水煮缶……1缶（固形量40g）
- 昆布……5cm
- 水煮大豆……1缶（120g）
- にんじん……1/3本
- こんにゃく……1/4枚（50g）
- A
  - しょうゆ……大さじ1・1/2
  - みりん……大さじ1
  - 砂糖……大さじ1
  - 昆布顆粒だし……2g

作り方

❶ 昆布は少し水に浸して、はさみで1cm角に切る。にんじん・こんにゃくは1cm角の薄切りにする。水煮大豆は水気をきる。**A**とあさり水煮缶の汁を混ぜ合わせる。

❷ 耐熱容器に材料をすべて入れる。ふんわりとラップをして電子レンジで6～8分加熱する。加熱後よく混ぜる。

point

こんにゃくはアク抜き不要のものを使うと便利です。あさりの水煮缶は汁ごと使います。加熱後、一旦冷ますと味がしみやすくなります。

あさりとキャベツの酒蒸し

ビタミンB_{12}、スルフォラファン、マンニトールがバランスよく摂れるレシピです。痛み改善、血流改善に効果あり。

材料（2人分）

- あさり（生）……200g（殻付き）
- キャベツ……2枚（100g）
- 酒……大さじ2
- にんにく……1/2かけ
- 昆布顆粒だし……小さじ1
- 塩……ふたつまみ
- しょうゆ……小さじ1/2

作り方

❶ あさりは砂抜きをする。キャベツは細切りにする。にんにくはみじん切りにする。

❷ 耐熱容器に材料をすべて入れて全体を混ぜる。ふんわりとラップをして電子レンジで5～7分、あさりの口が開くまで加熱する。

あさりの砂抜きの方法

準備するもの

バット
水　500ml
塩　大さじ1
アルミホイルや新聞紙

❶水に塩を溶かし、海水と同じ塩分濃度の塩水を作る。
❷バットにあさりが重ならないように平らにし、ひたひたにつかる程度に塩水を入れる。
❸アルミホイルや新聞紙をかぶせ、1時間程度おく。
❹水洗いし、水気をきって30分ほどおく。
・砂を出しやすくするため、水量はあさりが水面より少し出るくらいにしておきます。

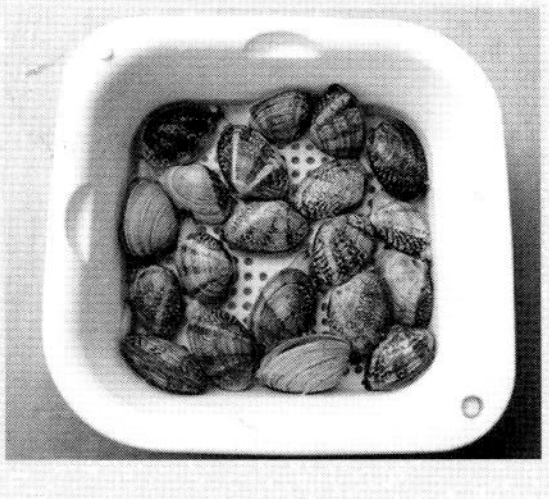

キムチ鍋風

豚ヒレ肉はヘルシーで高たんぱく、ビタミンB群が豊富。脂肪をエネルギーに変えるカルニチンも多く、減量や筋肉増強をサポート。

材料（2人分）

豚ヒレ肉……100g
白菜……2枚（200g）
木綿豆腐……1/2丁（150g）
キムチ……50g
A
焼肉のたれ……大さじ1
みりん……大さじ1
中華だしの素……小さじ2
砂糖……小さじ1

作り方

❶ 豚ヒレ肉は薄切りにする。白菜は縦半分に切り、2cm幅のそぎ切りにする。木綿豆腐は6等分に切る。
❷ 耐熱容器に白菜・豚ヒレ肉・木綿豆腐・キムチ・**A**・水100ml（材料外）を入れて全体を混ぜる。ふんわりとラップをして電子レンジで8分加熱する。

厚揚げと豚肉の ピリ辛ごまみそ鍋風

ひざに効く野菜たっぷりの鍋。だし汁まで完食すれば豊富な栄養を無駄にしません。

材料（2人分）

豚ヒレ肉……100g
厚揚げ……1枚（100g）
キャベツ……2枚（100g）
小松菜……2株（100g）
A
みそ……大さじ1
中華だしの素……小さじ2
砂糖……小さじ1
ラー油……3〜5滴
白ごま……小さじ1

作り方

❶ 豚ヒレ肉は1cm幅の細切りにする。厚揚げは食べやすい大きさに切る。キャベツはざく切りにする。小松菜は3cm幅に切る。
❷ 耐熱容器に豚ヒレ肉・厚揚げ・キャベツ・小松菜・**A**・水150ml（材料外）を入れて全体を混ぜる。ふんわりとラップをして電子レンジで8分加熱する。加熱後、白ごまをふる。

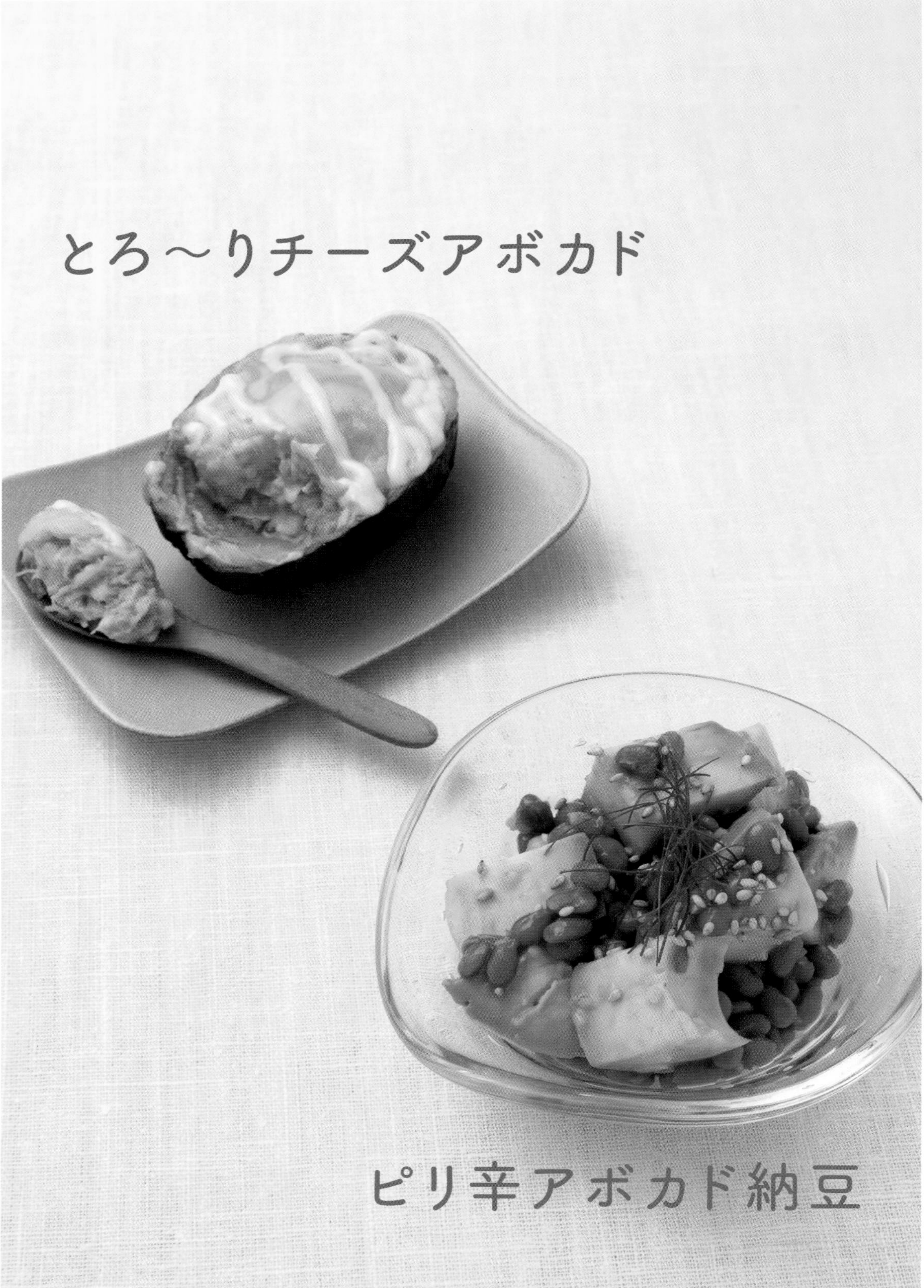
とろ〜りチーズアボカド
ピリ辛アボカド納豆

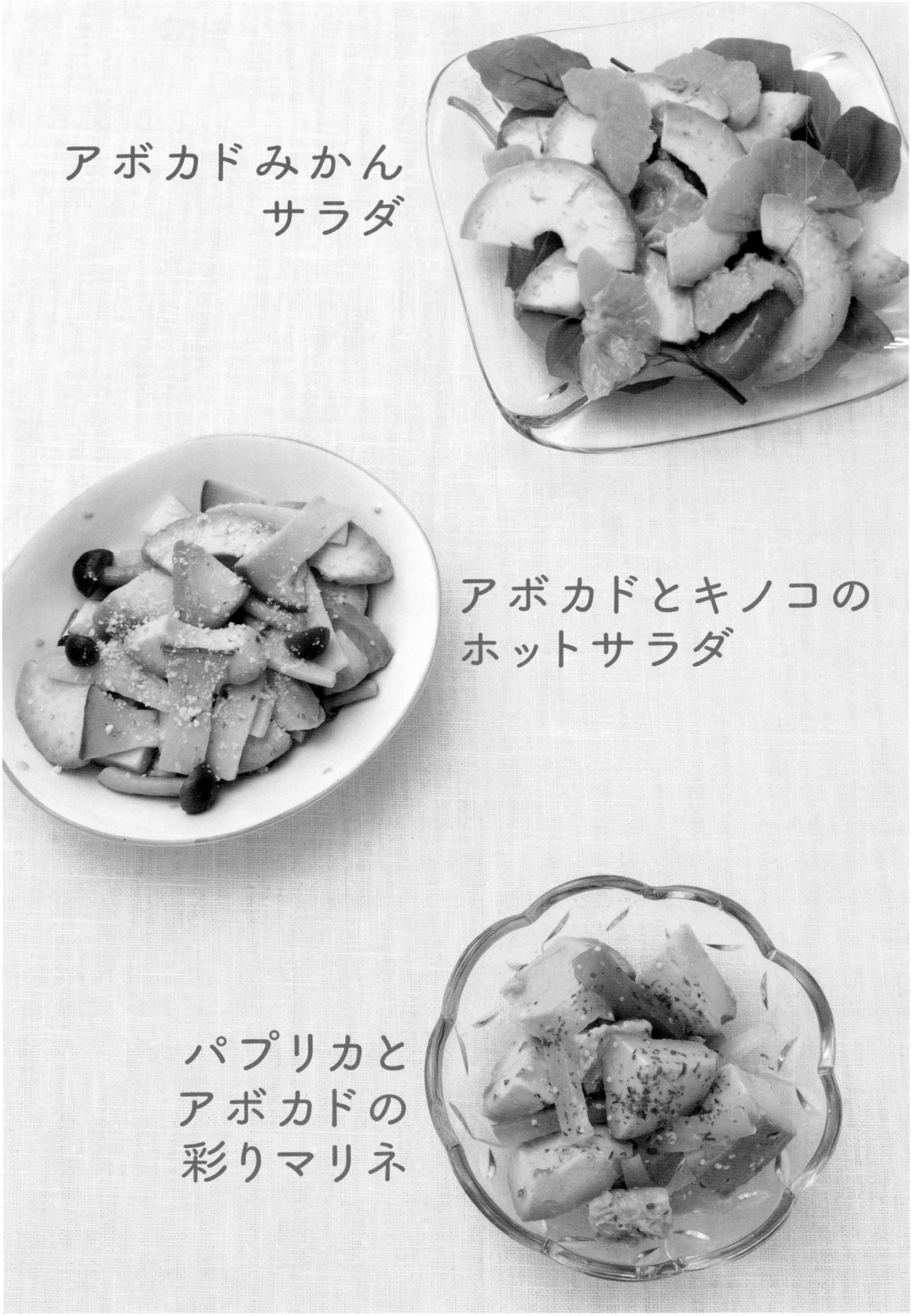
アボカドみかん
サラダ
アボカドとキノコの
ホットサラダ
パプリカと
アボカドの
彩りマリネ

とろ〜りチーズアボカド

アボカドの軟骨成分とツナの疲労回復効果が加わり、関節をサポート。アボカドとマヨネーズのコクがたまりません。

材料（2人分）

アボカド	1個
ツナ缶（水煮）	1缶（70g）
塩	ふたつまみ
こしょう	少々
ピザ用チーズ	大さじ2
マヨネーズ	大さじ1ほど

作り方

❶ アボカドは半分に切って種を取り除き、果肉だけ取り出してフォークなどでつぶす。ツナ缶の水気をきる。

❷ ボウルにアボカド・ツナ缶・塩・こしょうを入れてさっと混ぜ、アボカドの皮に入れる。ピザ用チーズをのせ、マヨネーズをかける。

❸ ❷を耐熱容器に並べてラップをせず、電子レンジで2分加熱する。

ピリ辛アボカド納豆

納豆好きならぜひ食べてほしい一品。アボカドの軟骨成分や納豆のビタミンKが豊富に含まれています。

材料（2人分）

	アボカド	1個
	納豆（たれ・からし）	1パック
A	にんにく	1かけ
A	しょうゆ	小さじ1
A	中華だしの素	小さじ1
A	ラー油	3〜5滴
A	ごま油	小さじ1
	白ごま	小さじ1
	糸唐辛子	適量

作り方

❶ アボカドは種と皮を取り除き、2㎝角に切る。にんにくはみじん切りにする。

❷ 耐熱容器に**A**を入れて混ぜる。ふんわりとラップをして電子レンジで20秒加熱する。

❸ ❷にアボカド・納豆（たれ・からし）を加えて混ぜ合わせ、器に盛る。白ごまと糸唐辛子をのせる。

ひざに効く「ほぐしストレッチ」② かかと押しストレッチ

ひざの内側をかかとで押す

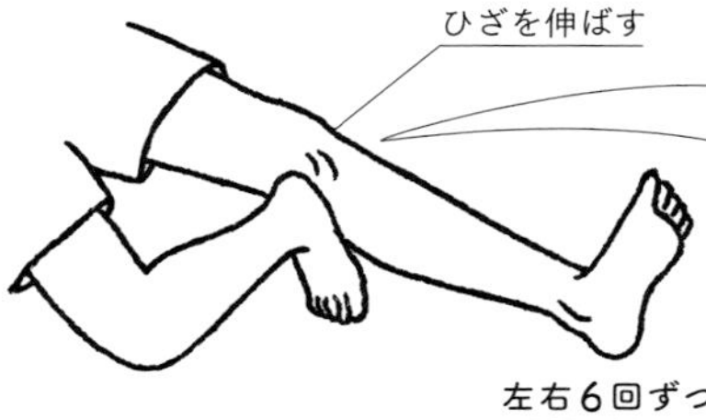

左右6回ずつ
週に3回

ひざの内側を反対のかかとで、斜め前に向かって圧迫する。

point

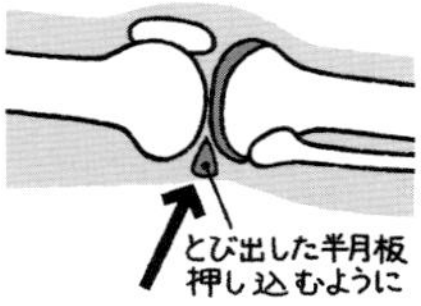

飛び出した半月板を押し込むイメージで。

〈お風呂で〉

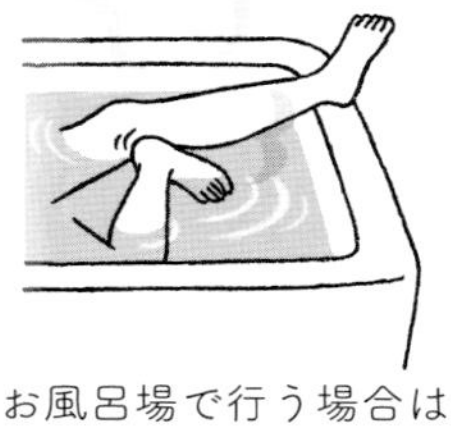

お風呂場で行う場合は浴槽につかり、足を浴槽のふちにかけるとひざが伸びやすい。

アボカドみかんサラダ

みかんは白い筋に血流改善効果のあるヘスペリジンが多く含まれるため、白い筋も捨てずに使います。

材料（2人分）

- アボカド……1個
- みかん……1個
- A
  - オリーブオイル……大さじ1
  - 砂糖……小さじ1
  - コンソメ……小さじ1
- ベビーリーフ……適量

作り方

❶ アボカドは種と皮を取り除き、5㎜幅に切る。みかんは皮をむいて、横半分に切り、5㎜幅の半月切りにする。

❷ 耐熱容器にみかん・**A**を入れる。ふんわりとラップをして電子レンジで1分30秒加熱し、電子レンジから取り出し粗熱をとる。

❸ 皿にベビーリーフを盛り、アボカド・❷を盛る。

アボカドとキノコのホットサラダ

アボカドには軟骨修復のほかに、痛みをやわらげる作用もあります。キノコをたっぷりと使って不足しがちな食物繊維もしっかりと。

材料（2人分）

- アボカド……1個
- エリンギ……1本
- しめじ……1/2株
- A
  - オリーブオイル……大さじ1
  - しょうゆ……大さじ1/2
- 粉チーズ……小さじ1
- 粗びき黒こしょう……適量

作り方

❶ アボカドは皮と種を取り除き、縦半分に切って1㎝幅に切る。エリンギは横半分に切って薄切りにする。しめじは食べやすい大きさにさく。

❷ 耐熱容器にエリンギ・しめじ・**A**を入れて混ぜる。ふんわりとラップをして電子レンジで3分加熱する。粗熱をとってアボカドを加えて混ぜ、皿に盛る。粉チーズ・粗びき黒こしょうをふる。

パプリカとアボカドの彩りマリネ

パプリカにはビタミンやルテインなどが含まれており、美容効果も期待できます。

材料（2人分）

- パプリカ（黄・赤）……各1/4個ずつ
- アボカド……1個
- A
  - オリーブオイル……小さじ2
  - 粒入りマスタード……小さじ1
  - 砂糖……小さじ1/2
  - 塩……小さじ1/3
- 乾燥パセリ……適量

作り方

❶ パプリカは横半分に切って細切りにする。アボカドは皮と種を取り除き、2㎝角に切る。

❷ 耐熱容器にパプリカ・**A**を入れて混ぜる。ふんわりとラップをして電子レンジで1分加熱する。

❸ ❷の粗熱がとれたら、アボカドを加えて和える。皿に盛り、乾燥パセリをふる。

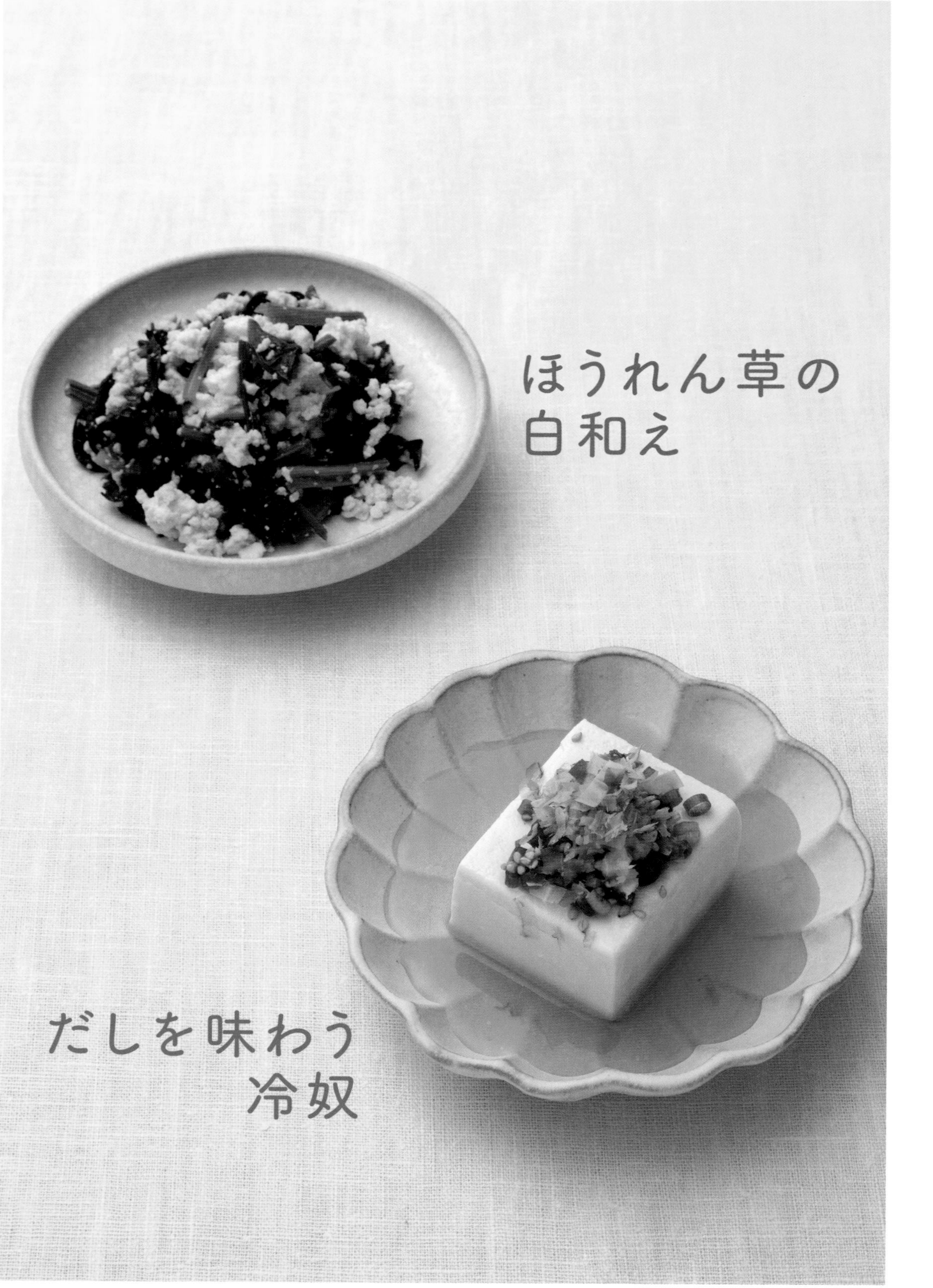

ほうれん草の白和え

だしを味わう冷奴

かきたまキムチあんかけ豆腐

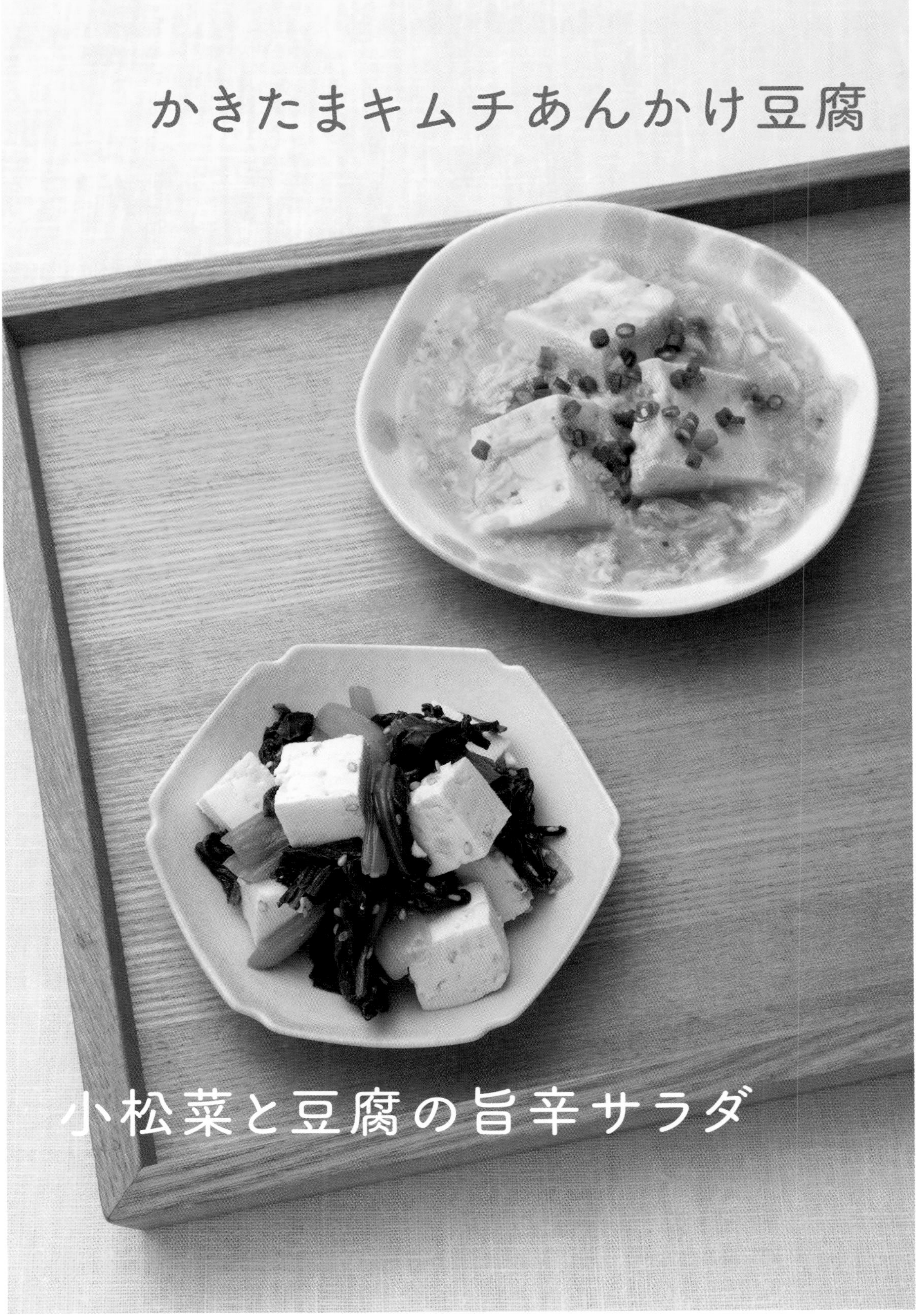

小松菜と豆腐の旨辛サラダ

ほうれん草の白和え

豆腐に含まれるカルシウムの吸収をほうれん草のビタミンKがサポートし、効率よく摂取できる組み合わせ。

材料（2人分）

ほうれん草		1/2束（100g）
木綿豆腐		1/3丁（100g）
A	しょうゆ	小さじ2
A	砂糖	小さじ2
A	みそ	小さじ1
A	和風だしの素	小さじ1/2
A	白ごま	小さじ1

作り方

❶ ほうれん草は3cm幅に切る。木綿豆腐はキッチンペーパーで包む。

❷ 耐熱容器に❶を並べ、ふんわりとラップをして電子レンジで1分30秒加熱する。ほうれん草はザルに上げて流水で冷まし、水気を絞ってボウルに入れる。豆腐はキッチンペーパーを除いて、水気をきってスプーンでつぶす。

❸ 白ごまをすって**A**を混ぜ合わせ、ほうれん草と和える。つぶした豆腐を加えてさっと和える。

だしを味わう冷奴

食欲のないときでもたっぷりのだしでさっぱりと食べられる冷奴。痛み改善のしょうがを忘れずに。

材料（2人分）

絹ごし豆腐		1/2丁（150g）
A	みりん	小さじ2
A	和風だしの素	小さじ2/3
A	しょうゆ	小さじ2/3
A	塩	小さじ1/3
小ねぎ		2本
かつお節		1g
白ごま		ふたつまみ
しょうが		1/2かけ

作り方

❶ 耐熱容器に**A**を入れて、電子レンジで20秒加熱する。水100ml（材料外）を加えてつゆを作り、冷蔵庫で冷やす。

❷ 豆腐はお好みの大きさに切り、皿に盛る。❶のつゆをかけ、小口切りにした小ねぎ・かつお節・白ごま・すりおろしたしょうがをのせる。

point

つゆを冷やしている間に、小ねぎの小口切りとしょうがのすりおろしを用意するとスムーズです。

かきたまキムチあんかけ豆腐

卵には必須アミノ酸のほか、ビタミンやミネラル、鉄分などがバランスよく含まれています。

材料（2人分）

- 木綿豆腐……1/2丁（150g）
- キムチ……大さじ1
- 小ねぎ……2本
- 卵……1個
- ごま油……小さじ1
- A
  - 中華だしの素……大さじ1
  - しょうゆ……大さじ1
  - みりん……大さじ1
  - 片栗粉……大さじ1/2

作り方

❶ 木綿豆腐は一口大に切る。小ねぎは小口切りにする。

❷ 耐熱容器に**A**を入れて混ぜる。木綿豆腐を加え、さらにキムチをのせる。ふんわりとラップをして電子レンジで6分加熱する。

❸ 卵を溶いてごま油と混ぜ合わせる。❷の上からかけ、ひと混ぜして再度ふんわりとラップをして電子レンジで30秒加熱する。皿に盛り、小ねぎをのせる。

point

卵に火が通っていないようであれば、加熱後、全体を混ぜて少しおいておくと、余熱でふんわりと仕上がります。

小松菜と豆腐の旨辛サラダ

ビタミンKと軟骨成分をサラダで摂取。小松菜の歯ごたえと中華風のドレッシングで食べごたえ満点です。

材料（2人分）

- 小松菜……3株（150g）
- 木綿豆腐……1/2丁（150g）
- A
  - しょうゆ……小さじ1
  - 焼肉のたれ……小さじ1
  - ごま油……小さじ1
  - にんにく……1かけ
  - ラー油……3〜5滴
  - 白ごま……小さじ1

作り方

❶ 小松菜は3㎝幅に切る。木綿豆腐は2㎝角に切り、キッチンペーパーで包む。にんにくはすりおろす。

❷ 耐熱容器に木綿豆腐・小松菜を並べる。ふんわりとラップをして電子レンジで2分加熱する。

❸ 小松菜はザルに上げて流水で冷まし、水気を絞っておく。豆腐はキッチンペーパーを除いて、流水にさらし、水気をきる。ボウルに**A**を入れて混ぜ、小松菜・豆腐を加えて和える。

point

にんにくは市販のすりおろしたチューブ（小さじ1）を使用してもOK。

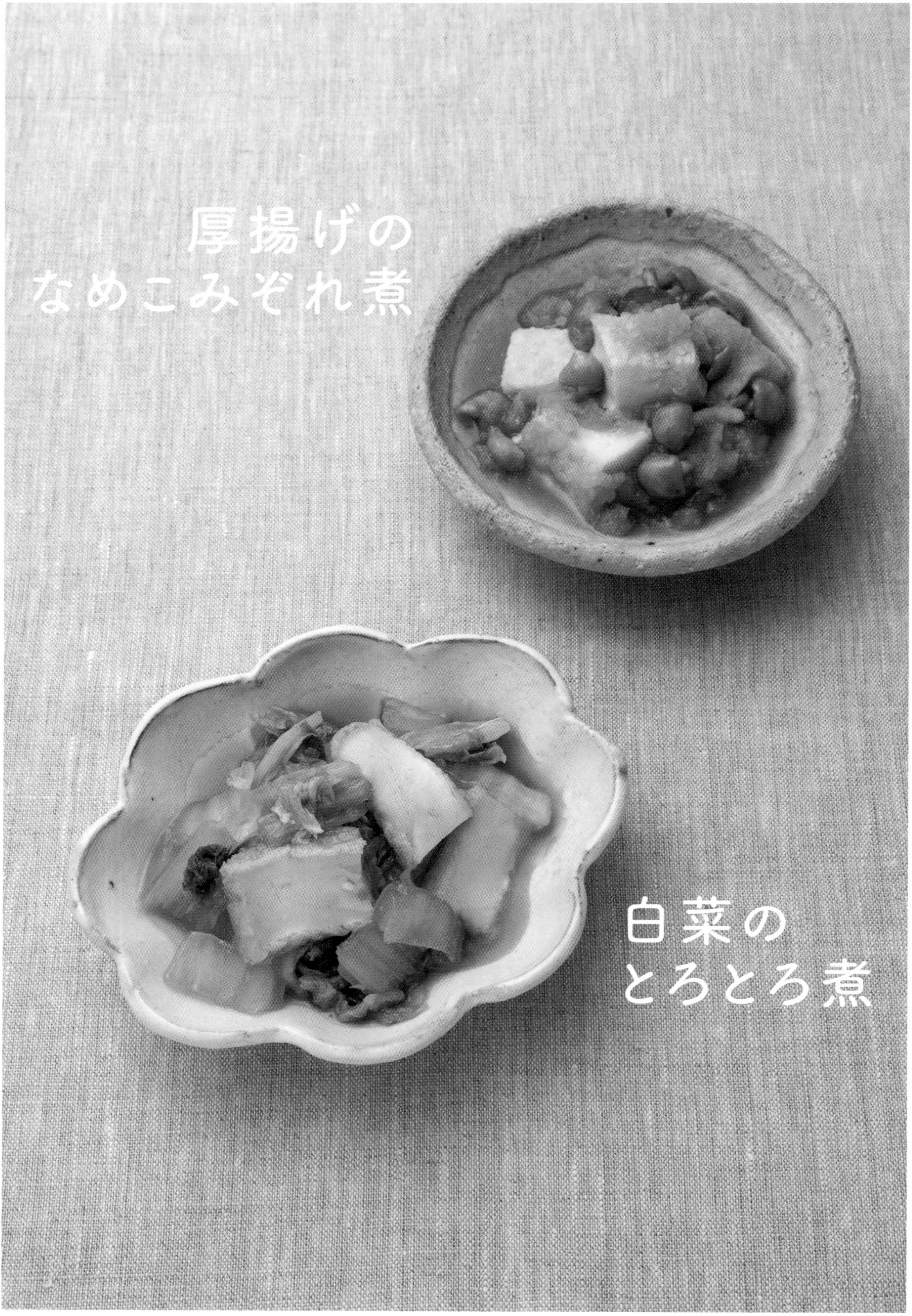
厚揚げの
なめこみぞれ煮
白菜の
とろとろ煮

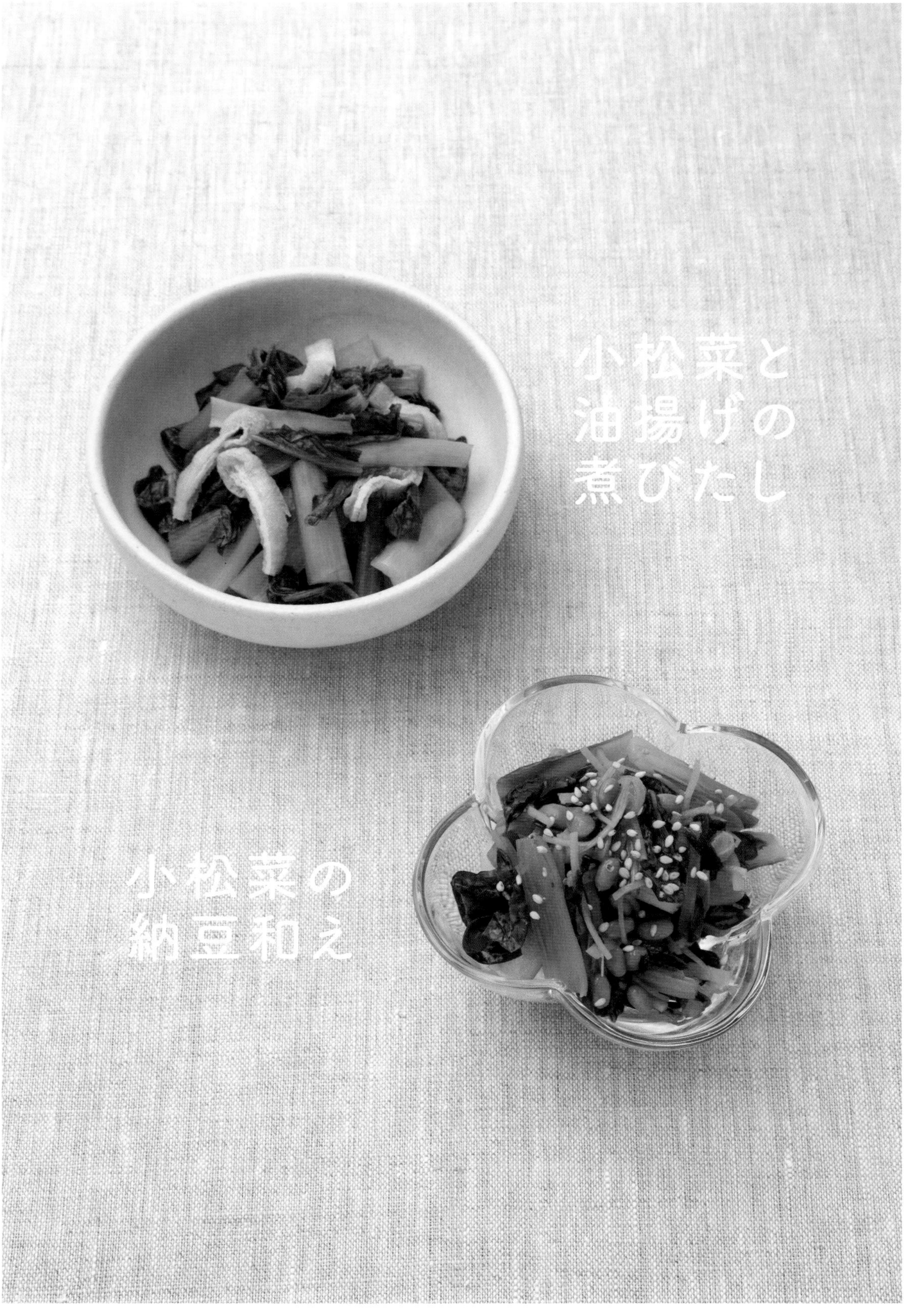
小松菜と
油揚げの
煮びたし
小松菜の
納豆和え

厚揚げのなめこみぞれ煮

なめこのねばねば成分ムチンは免疫力UP、ペクチンには腸内環境を整える作用があります。

材料（2人分）

厚揚げ……1枚（100g）
大根……3cm分（120g）
なめこ……1袋（50g）
A
しょうゆ……大さじ1
みりん……大さじ1
砂糖……大さじ1/2
和風だしの素……小さじ1

作り方

❶ 厚揚げは2cm角に切る。大根はすりおろす。
❷ 耐熱容器に大根おろし・**A**を入れて混ぜ、厚揚げ・なめこを加えてさっと混ぜ合わせる。ふんわりとラップをして電子レンジで3分加熱する。

白菜のとろとろ煮

血管強化、軟骨補強の栄養満点のだしを含んだ、とろとろの白菜と厚揚げにしょうがのアクセント。

材料（2人分）

白菜……2枚（200g）
厚揚げ……1枚（100g）
A
しょうゆ……大さじ1
みりん……大さじ1
塩……少々
和風だしの素……小さじ1
しょうが……1かけ

作り方

❶ 白菜は縦半分に切り、2cm幅のそぎ切りにする。厚揚げは縦半分に切り、5mm幅に切る。しょうがはすりおろす。
❷ 耐熱容器に**A**を入れて混ぜ、白菜・厚揚げを加えて混ぜ合わせる。ふんわりとラップをして電子レンジで4分加熱する。全体を混ぜる。

point

白菜がかたい場合は、様子をみながら追加で加熱します。

小松菜と油揚げの煮びたし

油揚げは豆腐に比べて約3倍のカルシウムが含まれています。小松菜と組み合わせることでカルシウムの吸収率をUP。

材料（2人分）

小松菜	3株（150g）
油揚げ	1/2枚
しょうゆ	大さじ1
みりん	大さじ1
和風だしの素	小さじ1/2

作り方

❶ 小松菜は3㎝幅に切る。油揚げは縦半分に切り、5㎜幅に切る。

❷ 耐熱容器に材料をすべて入れて混ぜ、ふんわりとラップをして電子レンジで2分加熱する。全体を混ぜて5分ほどおき、味をなじませる。

小松菜の納豆和え

小松菜と納豆はビタミンKの最強タッグ。カルシウムをたっぷり含んだ魚料理などの副菜にピッタリです。

材料（2人分）

小松菜		3株（150g）
にんじん		1/2本
A	納豆（たれ・からし）	1パック
A	しょうゆ	小さじ2
A	砂糖	小さじ1
かつお節		2g
きざみのり		ひとつまみ
白ごま		小さじ1/2

作り方

❶ 小松菜は3㎝幅に切る。にんじんは3㎝長さの細切りにする。

❷ 耐熱容器に小松菜・にんじんを入れる。ふんわりとラップをして電子レンジで2分加熱する。ザルに上げて流水で冷まし、水気を絞ってボウルに入れる。

❸ ❷に**A**を加えて混ぜ合わせる。全体が混ざったら、かつお節・きざみのりを加えてさっと混ぜ合わせる。皿に盛って白ごまをふる。

ひざに効く「ほぐしストレッチ」③ ひざ曲げ伸ばしストレッチ

① ひざを抱える

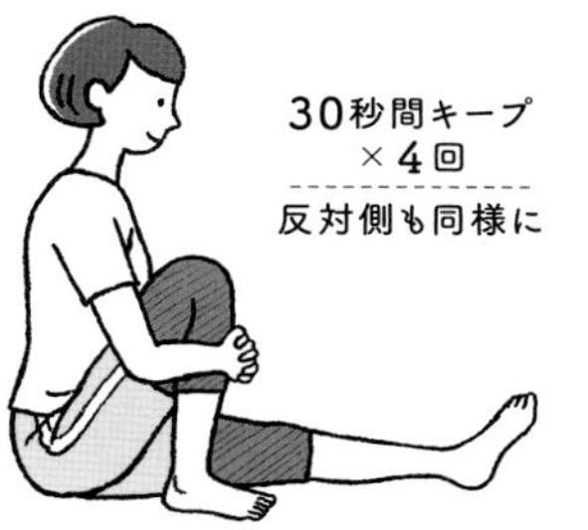

ひざを伸ばして座り、片方のひざを曲げて抱え込み、30秒間キープ。

② ひざを伸ばす

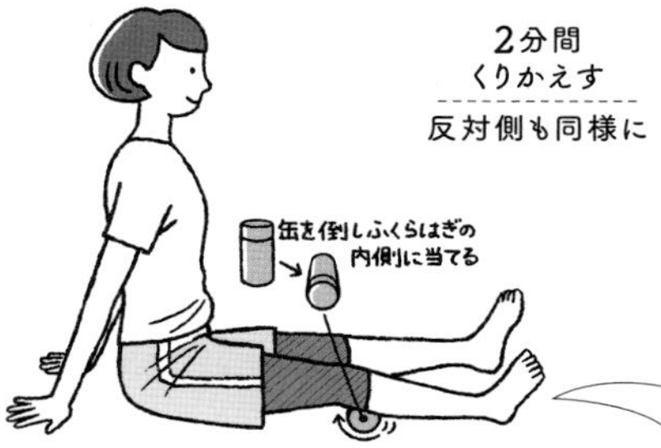

円柱形ののりの空き缶などを準備する。ふくらはぎの内側にあて、缶を上下数センチ転がす。2分間くりかえす。

point

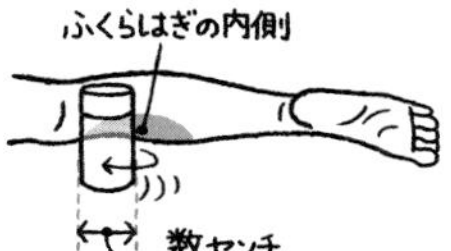

缶の中央をふくらはぎの内側にあてる。

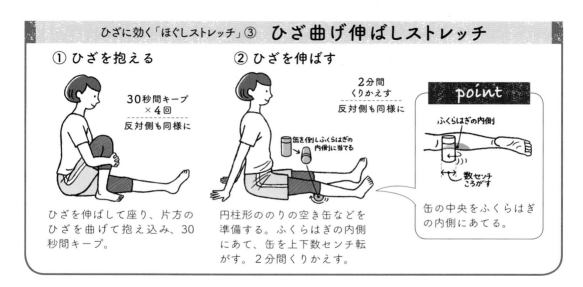

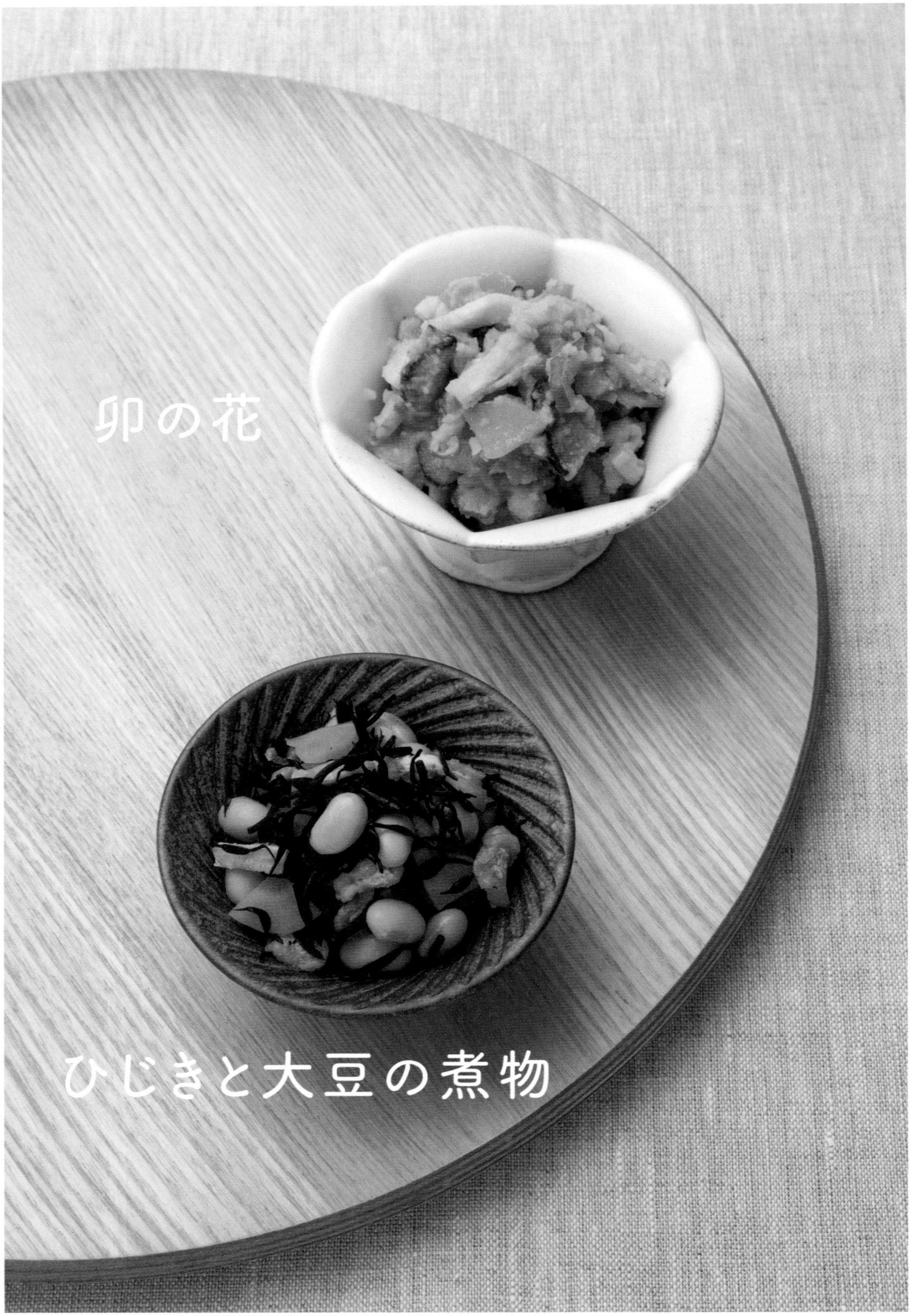
卯の花
ひじきと大豆の煮物

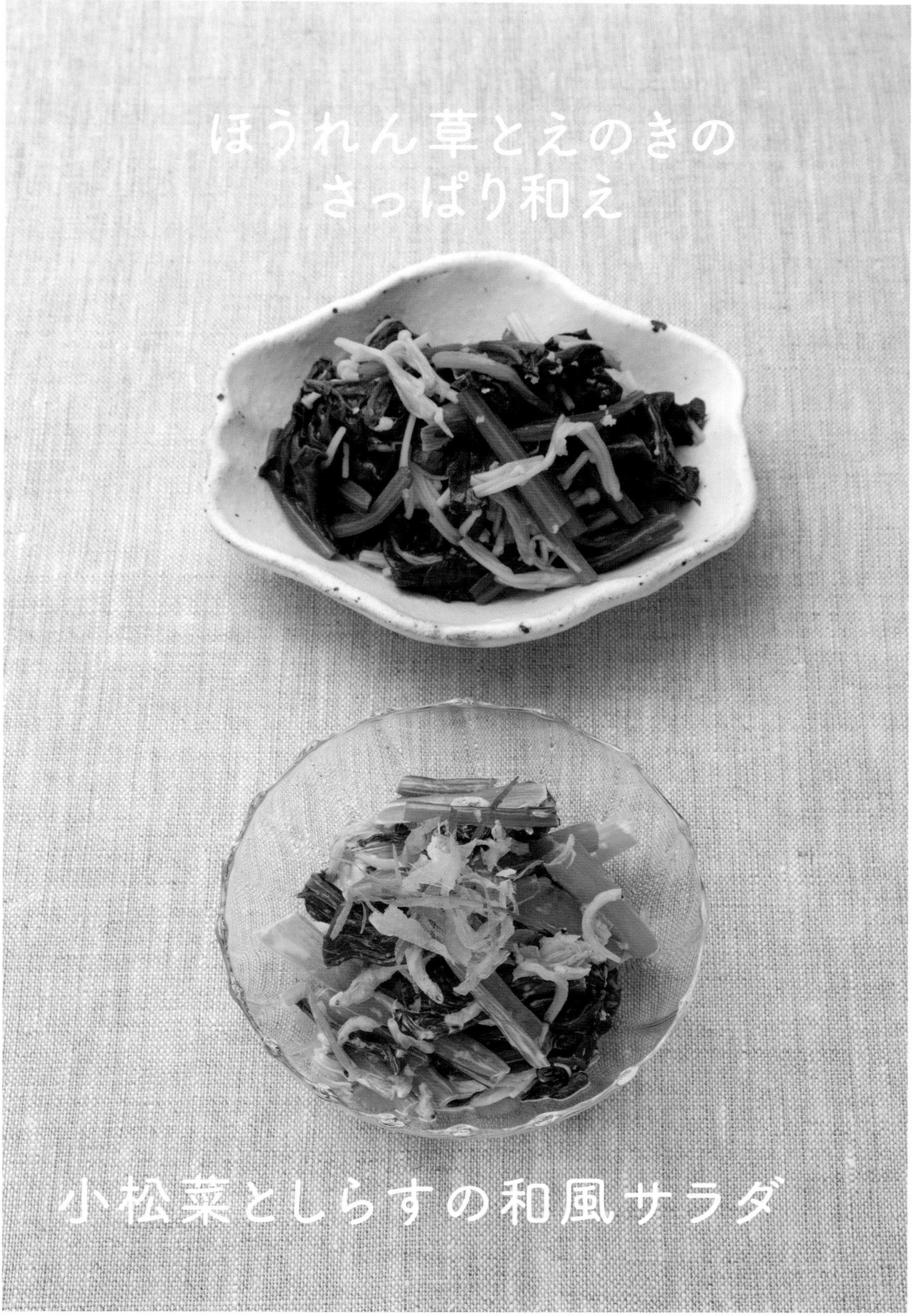
ほうれん草とえのきの
さっぱり和え
小松菜としらすの和風サラダ

卵の花

おからは大豆製品の中でも食物繊維やカルシウム、たんぱく質が豊富。もちろん軟骨成分も含まれるので積極的に摂りたい食品です。

材料（2人分）

生おから	70g
しいたけ	2枚
にんじん	1/3本
油揚げ	1/2枚
ちくわ	2本
みりん	大さじ1・1/2
しょうゆ	大さじ1
砂糖	大さじ1
和風だしの素	小さじ1
ごま油	小さじ1/2

作り方

❶ しいたけは半分に切り、薄切りにする。にんじんはいちょう切りにする。油揚げは小さく切る。ちくわは縦半分に切り5㎜幅に切る。

❷ 耐熱容器にすべての材料と水大さじ4（材料外）を入れる。ふんわりとラップをして電子レンジで5分加熱する。全体をよく混ぜる。

ひじきと大豆の煮物

ひじきはカルシウム、鉄分、食物繊維、マグネシウムを含み、骨の強化、貧血改善に効果があります。

材料（2人分）

乾燥芽ひじき	大さじ2
水煮大豆	1/2缶（60g）
にんじん	1/3本
油揚げ	1/2枚
しょうゆ	大さじ1
みりん	大さじ1
砂糖	小さじ1

作り方

❶ 乾燥芽ひじきは水で戻しておく。水煮大豆は水気をきる。にんじんはいちょう切りにする。油揚げは小さく切る。

❷ 耐熱容器にすべての材料と水大さじ3（材料外）を入れる。ふんわりとラップをして電子レンジで5分加熱する。全体をよく混ぜる。

ほうれん草とえのきのさっぱり和え

ゆずにも血流をよくするヘスペリジンが含まれています。ゆずの皮も使って香り豊かな和え物に。

材料（2人分）

- ほうれん草 …… 1/2束（100g）
- えのき …… 1パック
- A
  - ゆずの皮 …… 1/4個分
  - ゆずの果汁 …… 1/2個分
  - しょうゆ …… 大さじ1
  - 砂糖 …… 小さじ1

作り方

❶ ほうれん草・えのきは3㎝長さに切る。ゆずの皮はすりおろす。

❷ 耐熱容器にほうれん草・えのきを入れる。ふんわりとラップをして電子レンジで2～3分加熱する。ザルに上げて流水で冷まし、水気を絞ってボウルに入れる。

❸ ❷にAを加えて和える。

小松菜としらすの和風サラダ

小松菜をたっぷり使った、カルシウムを効率よく摂れるサラダ。かつお節の風味とコクのある和風マヨがよく合います。

材料（2人分）

- 小松菜 …… 3株（150g）
- しらす …… 20g
- A
  - しょうゆ …… 小さじ1
  - 砂糖 …… 小さじ1/2
- マヨネーズ …… 大さじ1
- かつお節 …… 1g

作り方

❶ 小松菜は3㎝幅に切る。

❷ 耐熱容器に小松菜・しらす・Aを入れる。ふんわりとラップをして電子レンジで2分加熱する。全体を混ぜて、冷蔵庫で冷やす。

❸ ❷をマヨネーズで和えて器に盛り、かつお節をのせる。

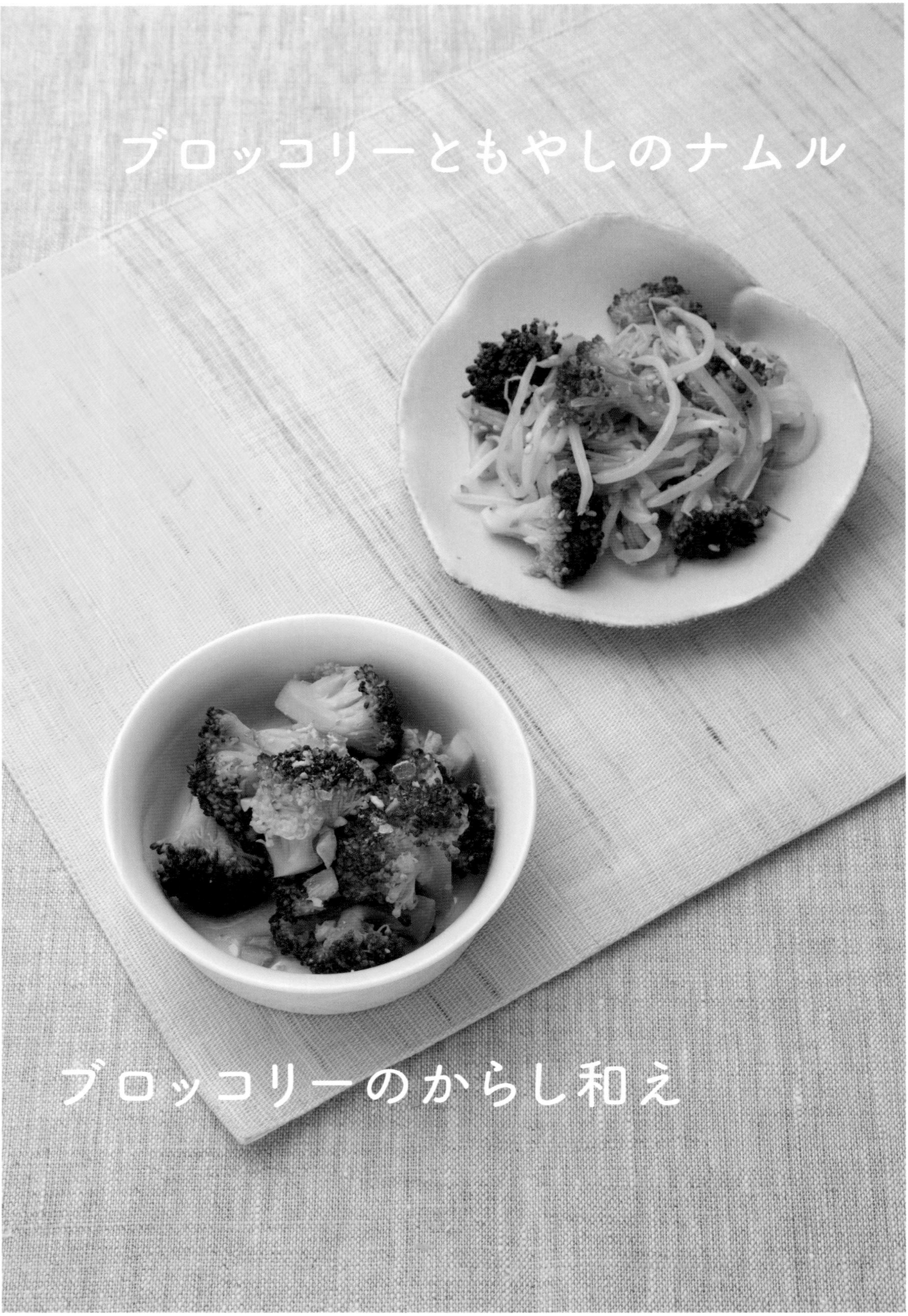
ブロッコリーともやしのナムル
ブロッコリーのからし和え

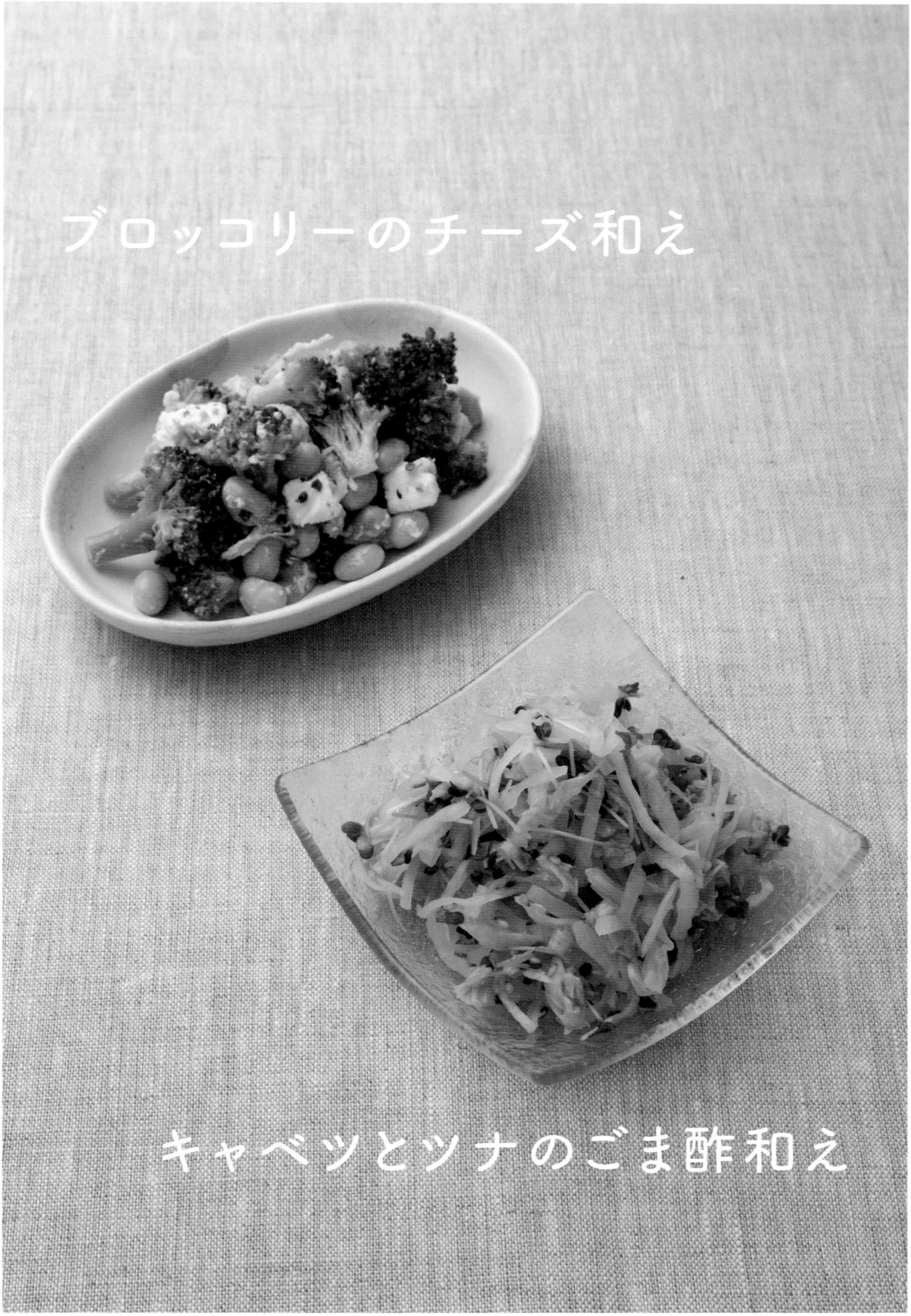
ブロッコリーのチーズ和え
キャベツとツナのごま酢和え

ブロッコリーともやしのナムル

スルフォラファンが豊富なブロッコリーと食物繊維やビタミンCが豊富なもやしのナムルで血流改善。

材料（2人分）

ブロッコリー……1/4株（70g）
もやし……1/2袋
ごま油……小さじ1
A
- しょうゆ……小さじ1
- 中華だしの素……小さじ1/2
- 塩……ひとつまみ
- 白ごま……大さじ1

作り方

❶ ブロッコリーは小房に分ける。耐熱容器にブロッコリー・もやしを入れてふんわりとラップをして電子レンジで2分加熱する。ザルに上げて流水で冷まし、水気をきってボウルに入れる。

❷ ❶にごま油を加えて和え、**A**を加えてさらに混ぜ合わせる。

point

時間に余裕があるときは、ブロッコリーともやしを加熱したあとザルで水気をさっときってボウルに移し、熱いうちに調味料で和えて冷蔵庫で冷ますと味がなじみやすくなります。

ブロッコリーのからし和え

ナッツの不飽和脂肪酸やたんぱく質、食物繊維、ブロッコリーのスルフォラファンやビタミンC、βカロテンなど栄養満点の一品。

材料（2人分）

ブロッコリー……1/2株（140g）
A
- しょうゆ……小さじ1
- からし……小さじ1/3
- 砂糖……小さじ1/3
- 塩……ふたつまみ

ミックスナッツ……10g

作り方

❶ ブロッコリーは小房に分ける。耐熱容器にブロッコリーを入れてふんわりとラップをして電子レンジで2分加熱する。ザルに上げて流水で冷まし、水気をきってボウルに入れる。

❷ ❶に混ぜ合わせた**A**を加えて和える。皿に盛り、砕いたミックスナッツをのせる。

ブロッコリーのチーズ和え

大豆を加えて軟骨成分をプラス。カルシウムやスルフォラファンも摂れるバランスのよい副菜です。

材料（２人分）

ブロッコリー……1/2株（140g）
クリームチーズ……1個（18g）
水煮大豆……1/2缶（60g）
A ┌ オリーブオイル……大さじ1
A │ コンソメ……小さじ1
A └ 塩……少々
粗びき黒こしょう……少々

作り方

❶ ブロッコリーは小房に分ける。クリームチーズは1cm角に切る。

❷ 耐熱容器にブロッコリーを入れてふんわりとラップをして電子レンジで２分加熱する。ザルに上げて流水で冷まし、水気をきってボウルに入れる。

❸ ❷に混ぜ合わせた**A**・クリームチーズ・水気をきった水煮大豆を加えて和える。皿に盛り、粗びき黒こしょうをふる。

キャベツとツナのごま酢和え

ブロッコリースプラウトはスルフォラファン含有量トップ。加熱せずに食べることで栄養を損ないません。

材料（２人分）

キャベツ……3枚（150g）
ツナ缶（水煮）……1缶（70g）
ブロッコリースプラウト……15g
A ┌ 白ごま……小さじ1
A │ しょうゆ……小さじ1
A │ 酢……小さじ1
A └ みりん……小さじ1

作り方

❶ キャベツは細切りにする。ツナ缶は水気を切る。ブロッコリースプラウトは食べやすい大きさに切る。

❷ 耐熱容器にキャベツを入れ、ふんわりとラップをして電子レンジで２分加熱する。ザルに上げて流水で冷まし、水気を絞ってボウルに入れる。

❸ 耐熱容器に**A**を入れ、ふんわりとラップをして電子レンジで30秒加熱する。

❹ ❷にツナ缶・ブロッコリースプラウト・❸を加えて和える。

鶏むね肉の棒棒鶏

パリパリサラダ

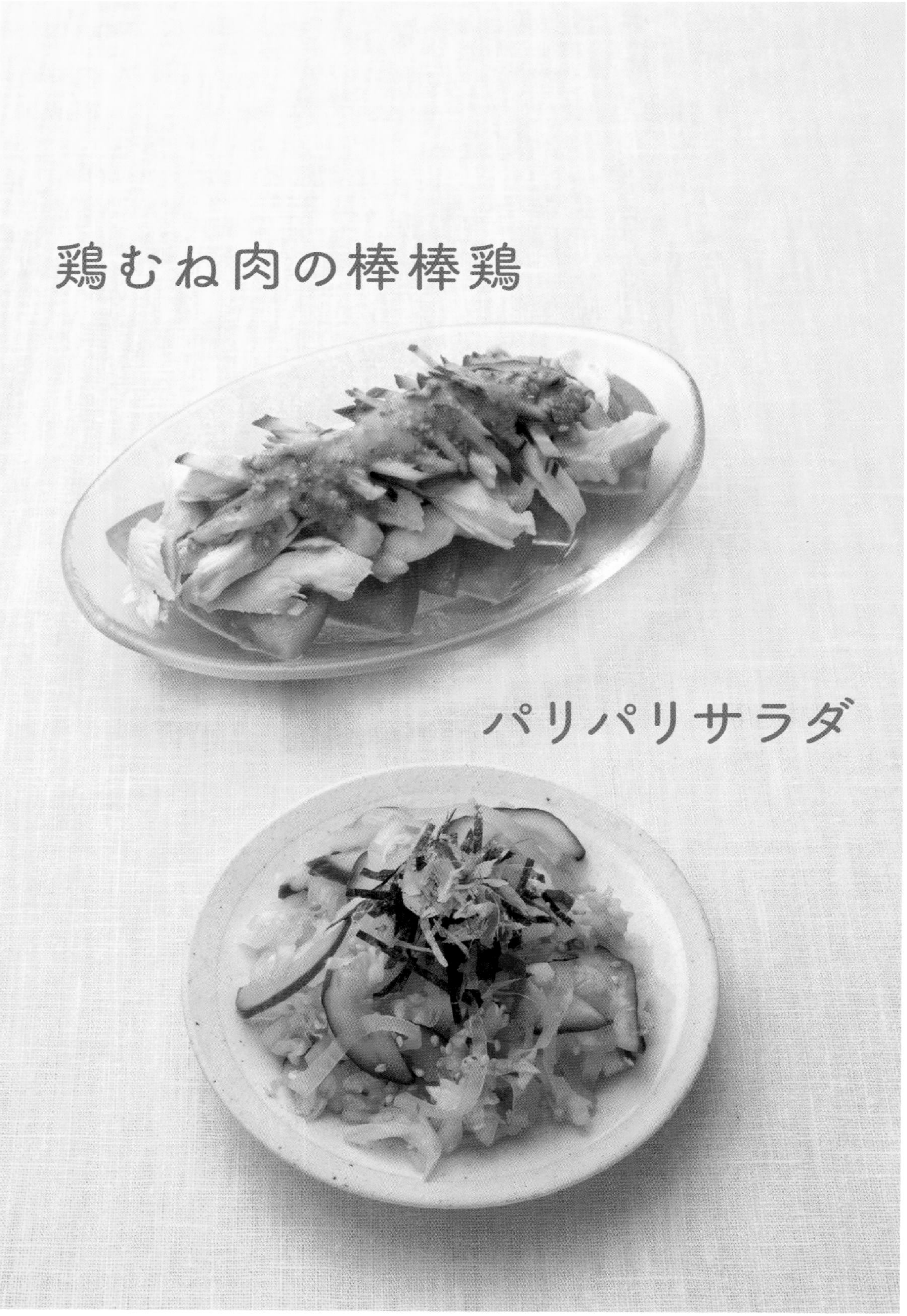

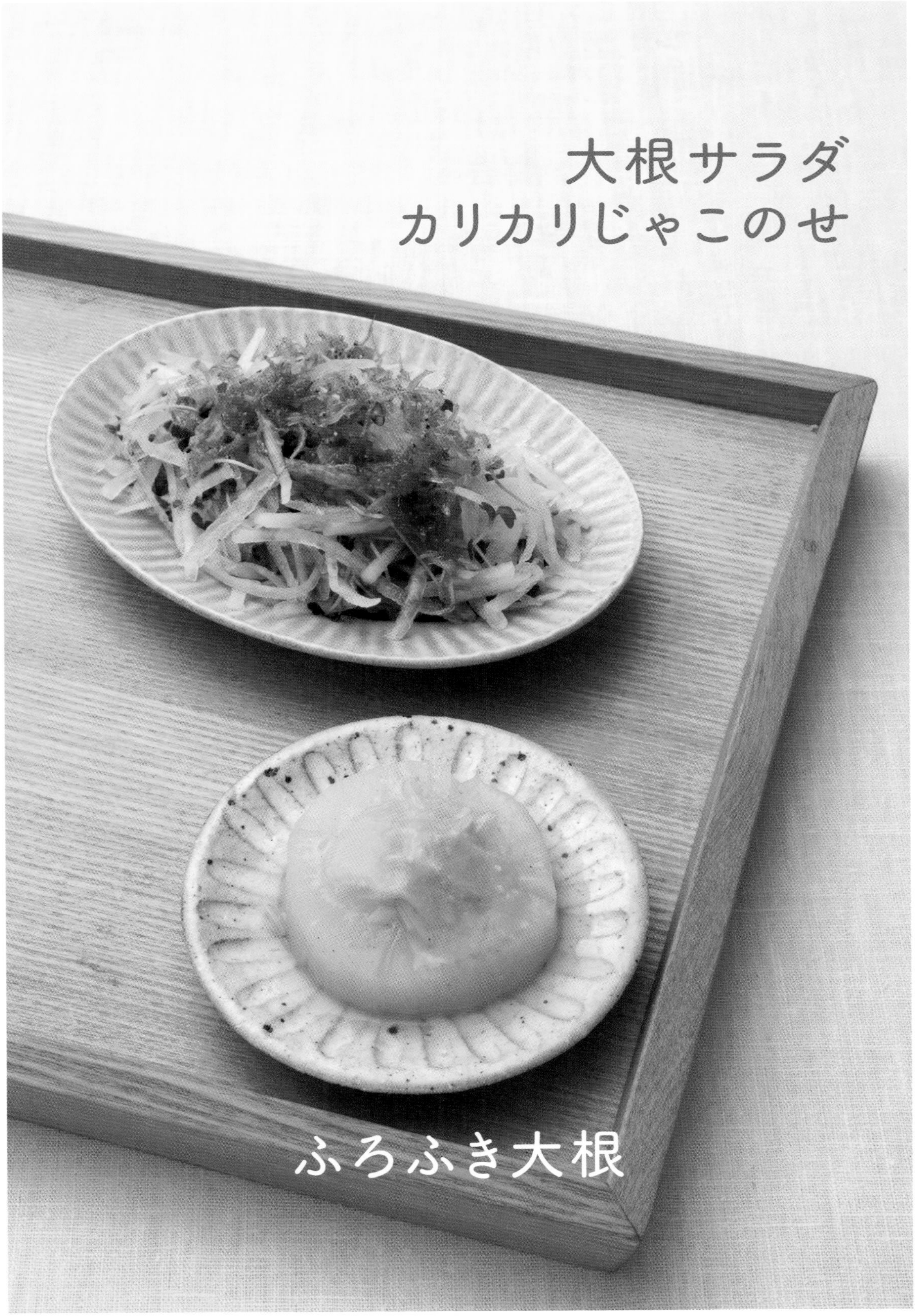
大根サラダ
カリカリじゃこのせ
ふろふき大根

鶏むね肉の棒棒鶏

持久力UP、疲労回復効果のあるカルノシンを含む鶏むね肉を棒棒鶏に。焼肉のたれとマヨネーズで即席たれのできあがり。

材料（2人分）

鶏むね肉……1枚（300g）
酒……大さじ1
塩……小さじ1/3
きゅうり……1/2本
トマト……1個
A
- マヨネーズ……大さじ1
- 焼肉のたれ……大さじ1/2
- みそ……大さじ1/2
- 酢……大さじ1/2
- 砂糖……大さじ1/2
- 白ごま……大さじ2

作り方

❶ 鶏むね肉はそぎ切りにして酒と塩をもみこむ。耐熱容器に重ならないように入れてふんわりとラップをして電子レンジで4分加熱する。粗熱がとれたら食べやすい大きさにさく。

❷ トマトは5㎜幅の半月切りにする。きゅうりは細切りにする。白ごまをすって、**A**を混ぜ合わせてたれを作る。

❸ 皿にトマト・鶏むね肉・きゅうりの順に盛り、たれをかける。

パリパリサラダ

大根はたくあんを使うことで食感を楽しめるほか、発酵食品ならではの乳酸菌も摂取できます。

材料（2人分）

白菜……2枚（200g）
きゅうり……1/2本
A
- たくあん……30g（約3切れ）
- しょうゆ……小さじ1
- 砂糖……小さじ1/2

きざみのり……ひとつまみ
かつお節……1g
白ごま……小さじ1/2

作り方

❶ 白菜は縦半分に切り、5㎜幅のそぎ切りにする。きゅうりは縦半分に切り、中の種をスプーンで取り、斜め薄切りにする。たくあんは細切りにする。

❷ 耐熱容器に白菜・きゅうりを入れる。ふんわりとラップをして電子レンジで1分加熱する。

❸ ❷をザルに上げて流水で冷まし、水気を絞ってボウルに入れる。**A**を加えて和える。皿に盛り、きざみのり・かつお節・白ごまをのせる。

大根サラダ カリカリじゃこのせ

大根とブロッコリースプラウトで血管を強くするスルフォラファンがたっぷり摂れるサラダをしょうがたっぷりのドレッシングで。

材料（2人分）

大根 5cm分（200g）
ブロッコリースプラウト 15g
ちりめんじゃこ 大さじ2
ごま油 小さじ1
しょうが酢ドレッシング 大さじ2〜3
※しょうが酢ドレッシングの作り方は94ページ

作り方

❶ 大根は細切りにする。ブロッコリースプラウトは食べやすい大きさに切る。
❷ 耐熱容器にちりめんじゃこ・ごま油を入れて混ぜ、ラップをせず、電子レンジで1分加熱する。
❸ ❶を合わせて皿に盛り、しょうが酢ドレッシングをかけ、❷のちりめんじゃこをのせる。

point

ちりめんじゃこは加熱する際、はじける可能性があるので、なるべく電子レンジの近くで様子をみながら加熱しましょう。

ふろふき大根

こうじ甘酒のやさしい甘みが大根によく合います。こうじ甘酒には脂質を燃焼させる作用があり、ダイエット効果が期待できます。

材料（2人分）

大根 4cm分（160g）
和風だしの素 小さじ1/2
こうじ甘酒 大さじ2
みそ 大さじ1
しょうが 1かけ（10g）

作り方

❶ 大根は2cm厚さに切り、面取りをして、両面十字に切り込みを入れる。しょうがは細切りにする。
❷ 耐熱容器に大根を入れる。和風だしの素を湯100ml（材料外）で溶いたものを大根にかける。しょうがを加えて、ふんわりとラップをして電子レンジで7分加熱する。大根を裏返し、再度、ふんわりとラップをして電子レンジで7分加熱する。大根・しょうがを皿に盛る。
❸ 耐熱容器にこうじ甘酒・みそを入れて混ぜ、ラップをせず、電子レンジで30秒加熱し、❷にかける。

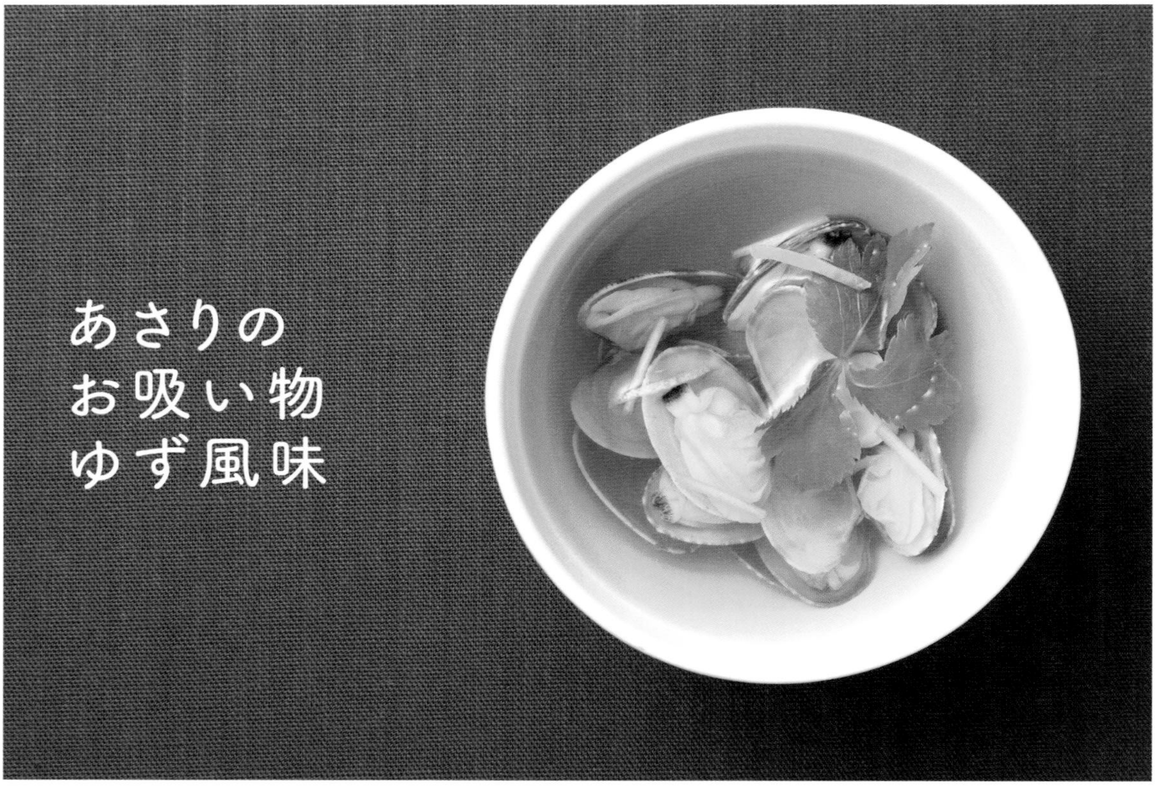
あさりの
お吸い物
ゆず風味

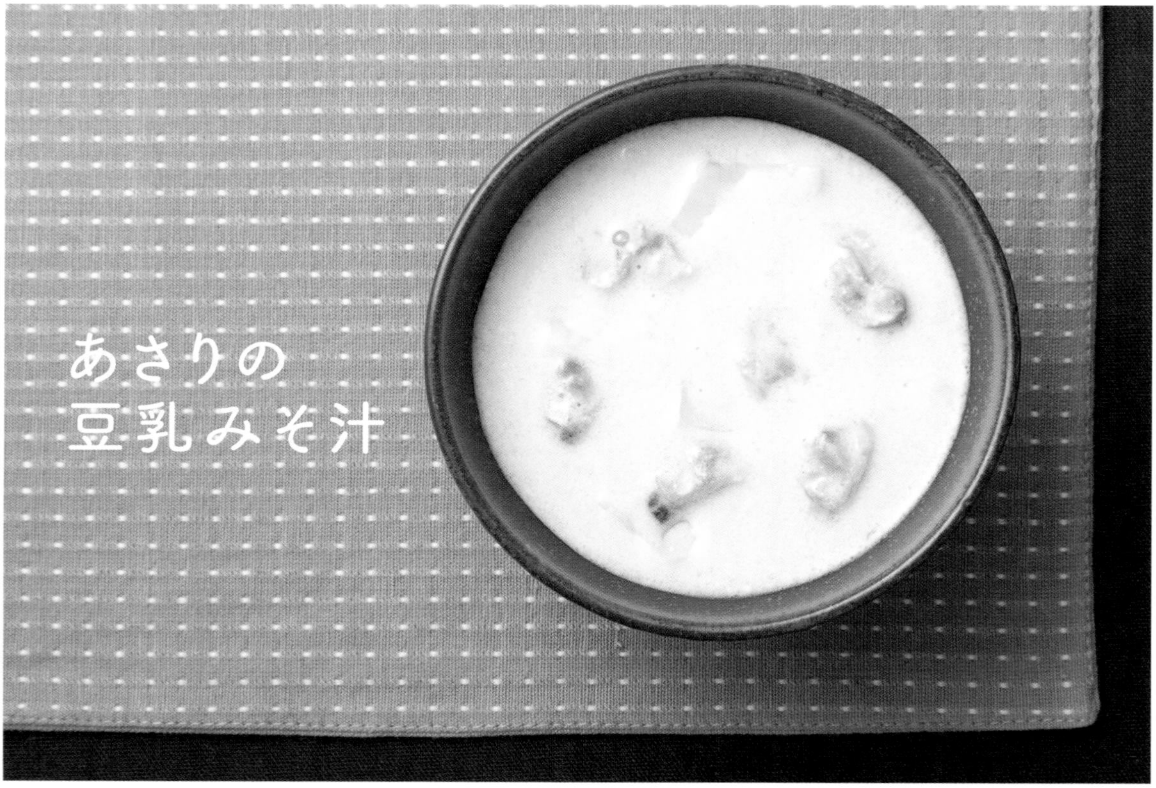
あさりの
豆乳みそ汁

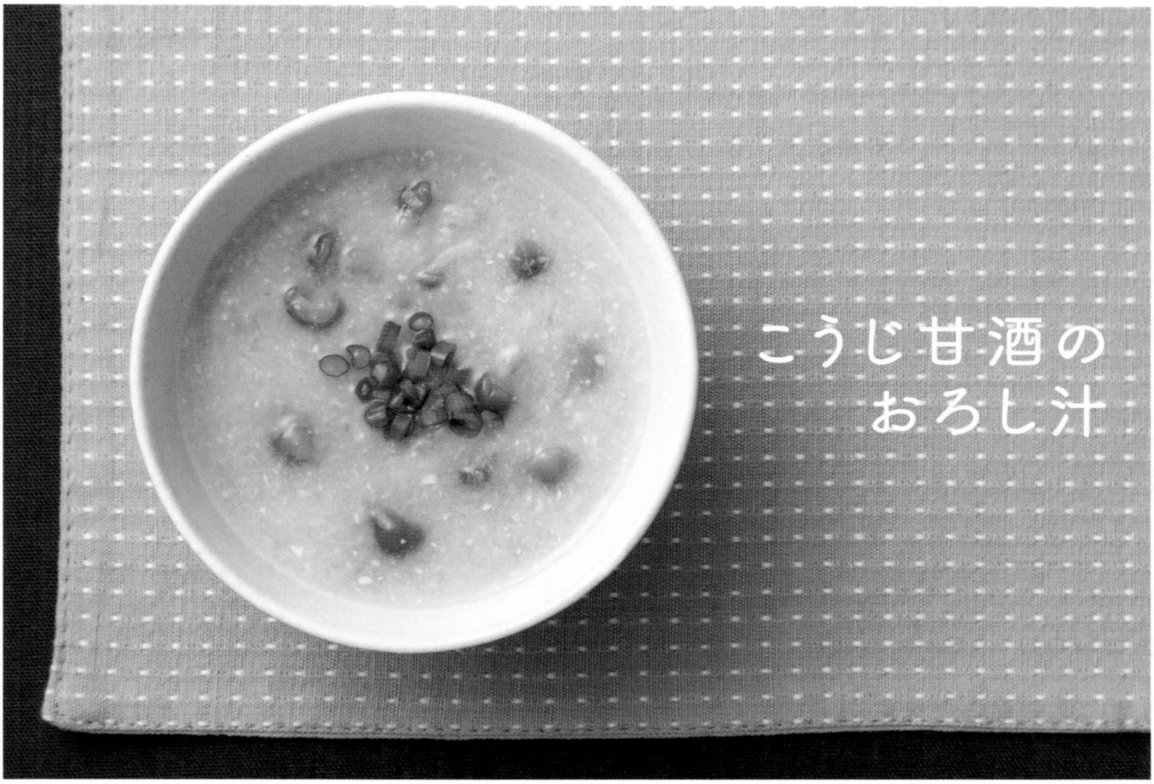
こうじ甘酒の
おろし汁

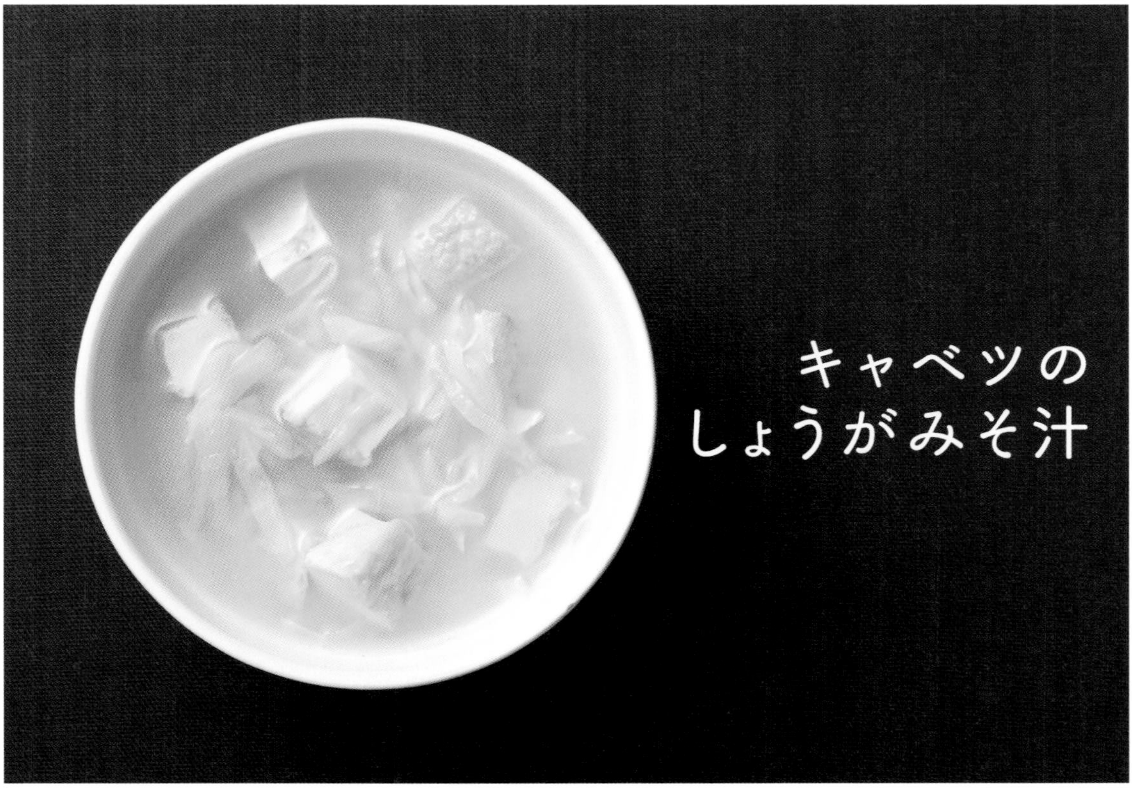
キャベツの
しょうがみそ汁

あさりのお吸い物ゆず風味

痛みをやわらげる効果のあるビタミンB_{12}をたっぷり含んだあさりのお吸い物。だしにはマンニトールを含んだ昆布だしを。

材料（2人分）

あさり（生）……100g（殻付き）
しょうゆ……小さじ1
塩……ひとつまみ
昆布顆粒だし……2g
ゆずの果汁……1/4個分
ゆずの皮……1/8個分
みつば……1本

作り方

❶ あさりは砂抜きをする。ゆずの皮は細切りにする。みつばは2cm幅に切っておく。
❷ 耐熱カップ2つにあさり・しょうゆ・塩・昆布顆粒だし・水大さじ2（材料外）を分けて入れる。ふんわりとラップをして電子レンジで3〜5分、あさりの口が開くまで加熱する。
❸ それぞれに湯150ml（材料外）を加えて混ぜる。ゆずの果汁をかけ、ゆずの皮・みつばをのせる。

point

❸で湯を使わない場合は、加熱をする際に水150ml（材料外）ずつを注いで、8〜10分加熱してください。

あさりの豆乳みそ汁

水溶性のスルフォラファンもみそ汁にすれば、栄養をムダにすることなくいただけます。あさりのビタミンB_{12}で痛み改善効果も。

材料（2人分）

あさり水煮缶……1缶（固形量40g）
キャベツ……1枚（50g）
豆乳……200ml
みそ……大さじ1
昆布顆粒だし……2g

作り方

❶ キャベツは2cm角に切る。
❷ 耐熱カップ2つにすべての材料を分けて入れる。ふんわりとラップをして電子レンジで4分加熱する。それぞれに湯100ml（材料外）を加えて混ぜる。

point

あさりの水煮缶は汁ごと使います。❷で湯を使わない場合は、加熱をする際に水100ml（材料外）ずつを注いで、7分加熱してください。

こうじ甘酒のおろし汁

こうじ甘酒、大根どちらも脂肪を燃焼させる効果があり、さらに大根、なめこは消化吸収を助けてくれます。

材料（2人分）

- 大根……2cm分（80g）
- こうじ甘酒……大さじ2
- みそ……小さじ4
- 小ねぎ……2本
- なめこ……1袋（50g）

作り方

❶ 大根はすりおろす。小ねぎは小口切りにする。
❷ 耐熱カップ2つにねぎ以外の材料を分けて入れる。ふんわりとラップをして電子レンジで4分加熱する。それぞれに湯100ml（材料外）を加えて混ぜる。
❸ 小ねぎをのせる。

point

❷で湯を使わない場合は、加熱をする際に水100ml（材料外）ずつを注いで、7分加熱してください。

キャベツのしょうがみそ汁

血管を強くし、軟骨修復、痛み改善作用のある食材を一緒に食べられるみそ汁。しょうがを少し加えるだけで味にメリハリが出ます。

材料（2人分）

- キャベツ……1枚（50g）
- しょうが……1かけ（10g）
- 厚揚げ……1/2枚（50g）
- みそ……大さじ1
- 和風だしの素……2g

作り方

❶ キャベツは1cm幅の細切りにする。しょうがは細切りにする。厚揚げは一口大に切る。
❷ 耐熱カップ2つにすべての材料を分けて入れる。ふんわりとラップをして電子レンジで4分加熱する。それぞれに湯100ml（材料外）を加えて混ぜる。

point

❷で湯を使わない場合は、加熱をする際に水100ml（材料外）ずつを注いで、7分加熱してください。

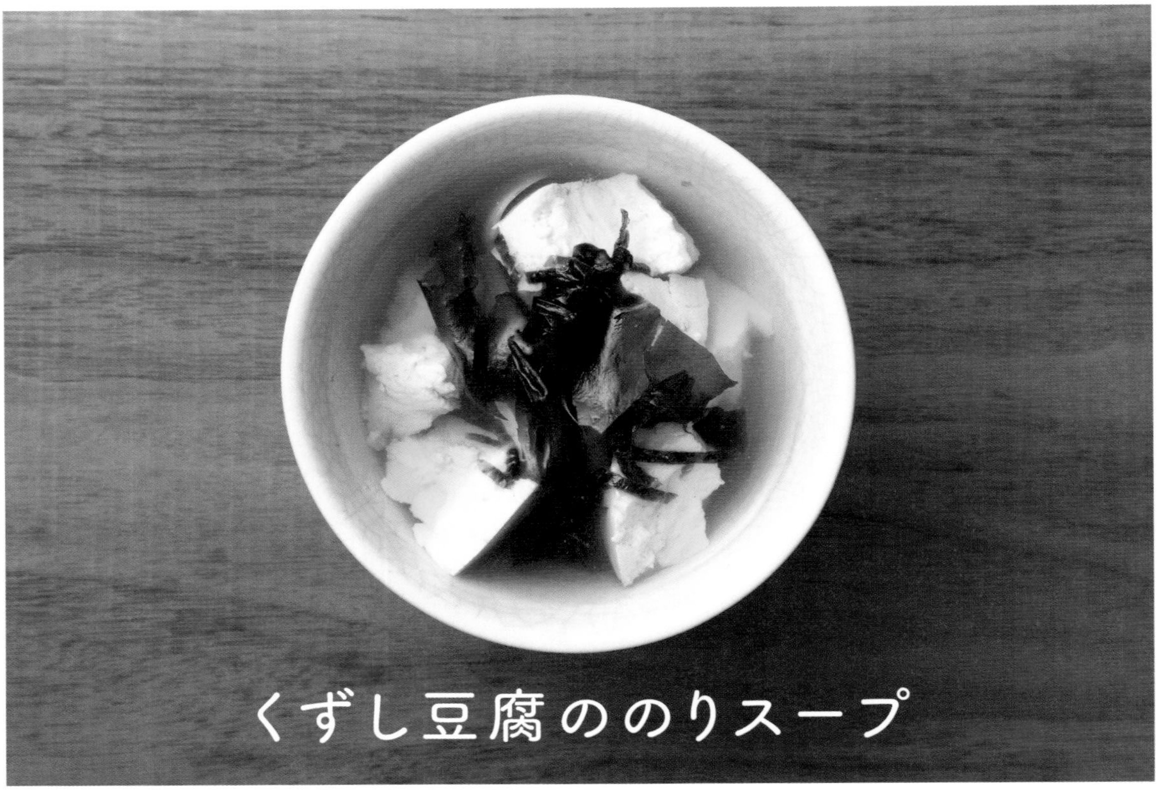
くずし豆腐ののりスープ

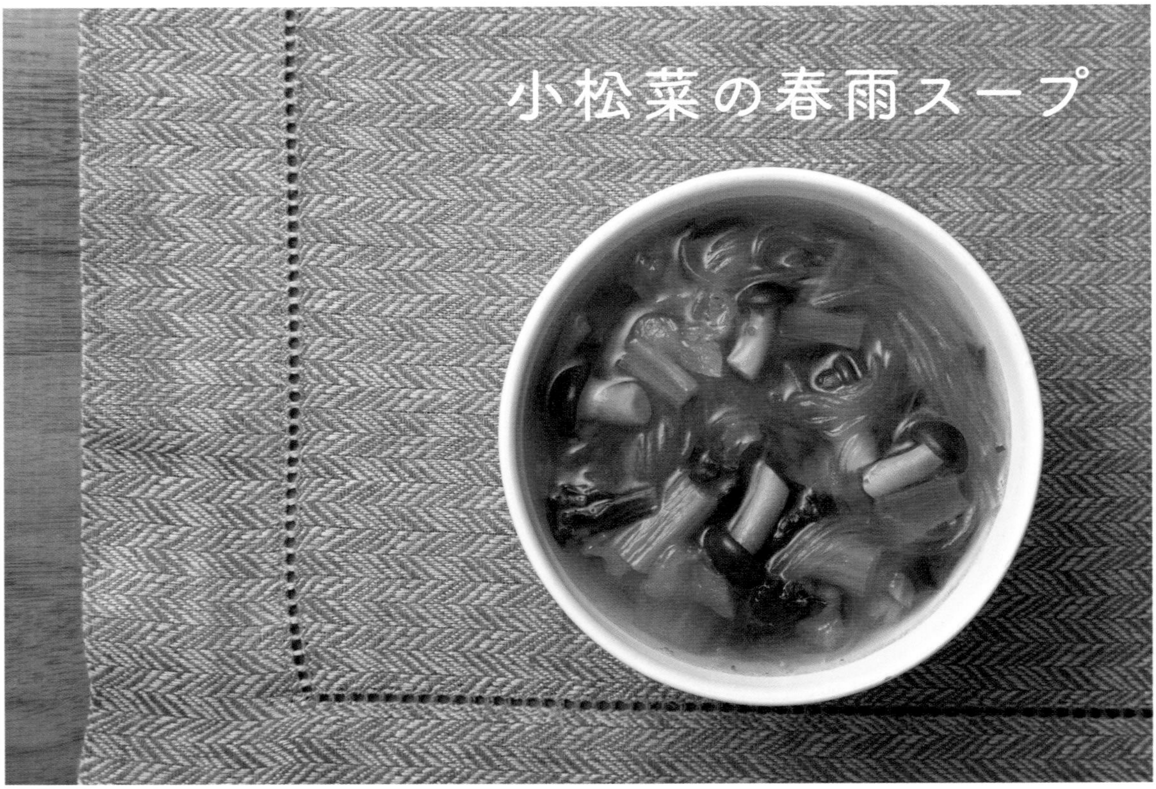
小松菜の春雨スープ

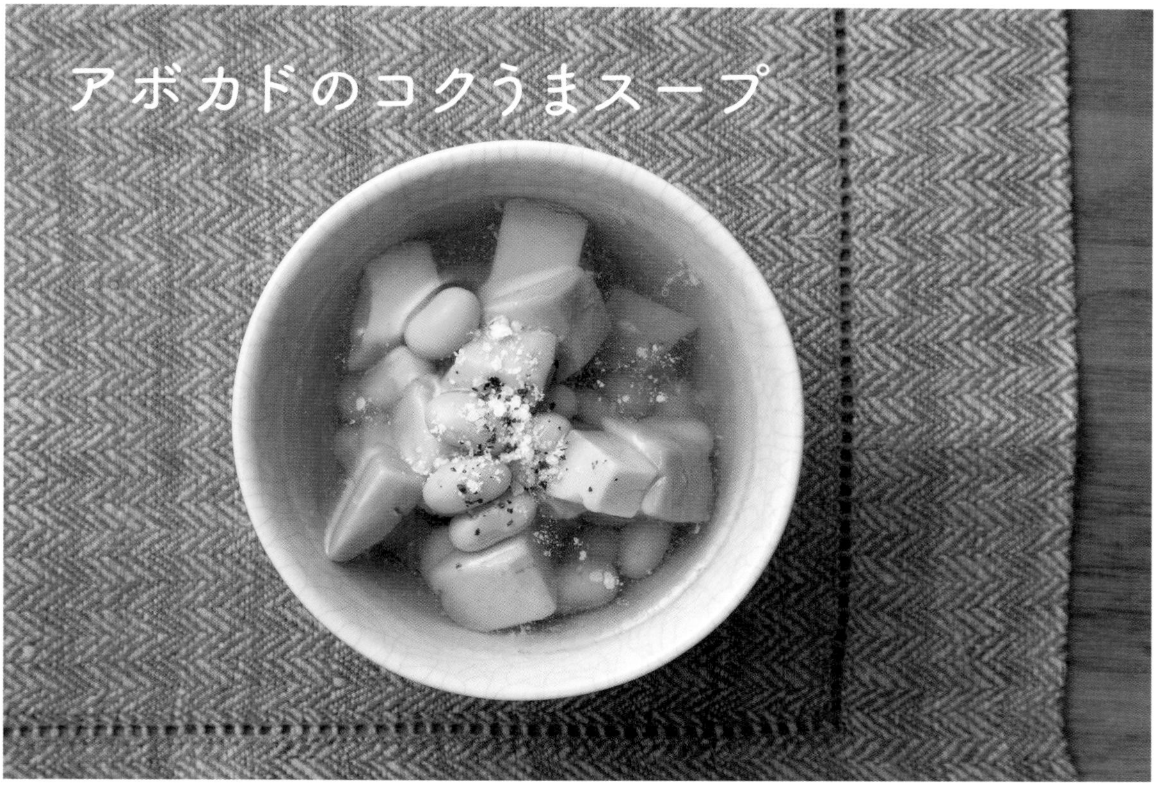
アボカドのコクうまスープ

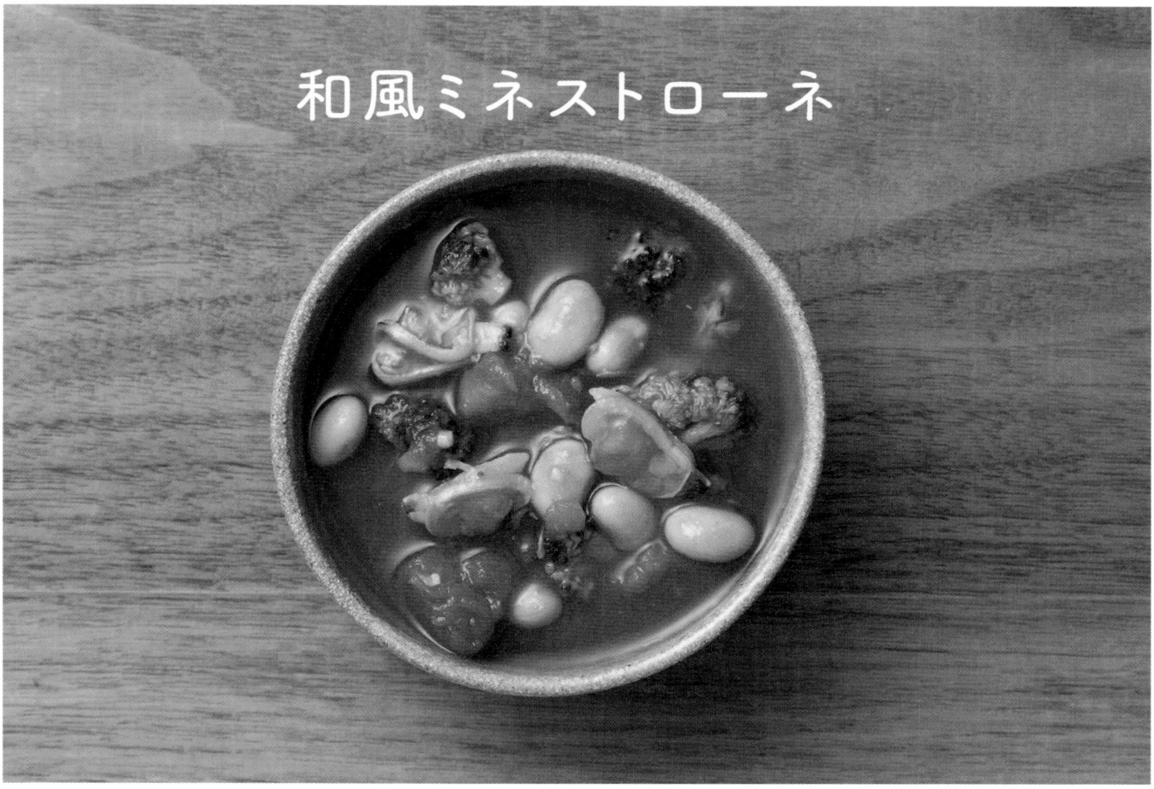
和風ミネストローネ

くずし豆腐ののりスープ

わかめには食物繊維、カルシウムやカリウムなどのミネラルが豊富です。食物繊維は水溶性なのでスープも残さずいただきます。

材料（2人分）

木綿豆腐	1/2丁（150g）
しょうゆ	大さじ1/2
和風だしの素	2g
きざみのり	ふたつまみ
乾燥わかめ	1g

作り方

❶ 木綿豆腐を一口大にちぎる。

❷ 耐熱カップ2つにすべての材料と水大さじ4（材料外）を分けて入れる。ふんわりとラップをして電子レンジで1分加熱する。それぞれに湯100ml（材料外）を加えて混ぜる。

point

❷で湯を使わない場合は、加熱をする際に水100ml（材料外）ずつを注いで、6分加熱してください。

小松菜の春雨スープ

春雨は食後の血糖値の上昇がゆるやかな低GI食品です。肥満や生活習慣病予防に。小松菜でビタミン類をプラスして栄養価UP。

材料（2人分）

小松菜	1株（50g）
しょうが	1/2かけ（5g）
春雨	20g
しめじ	1/4パック
キムチ	大さじ2
中華だしの素	小さじ1
しょうゆ	小さじ1
ごま油	小さじ1/2

作り方

❶ 小松菜は2cm幅に切る。しょうがはすりおろす。しめじは2cm幅に切る。キムチは食べやすい大きさにきざむ。

❷ 耐熱カップ2つに春雨を入れ、その他のすべての材料を分けて入れる。ふんわりとラップをして電子レンジで3分加熱する。それぞれに湯100ml（材料外）を加えて混ぜる。

point

春雨は一番下になるように最初にカップに入れます。❷で湯を使わない場合は、加熱をする際に水100ml（材料外）ずつを注いで、6分加熱してください。

アボカドのコクうまスープ

アボカドと大豆がゴロゴロ入った軟骨成分補充スープ。アボカドには鎮痛作用も期待できます。

材料（2人分）

アボカド	1/2個
水煮大豆	1/2缶（60g）
コンソメ	小さじ2
しょうゆ	小さじ1
粉チーズ	小さじ2
粗びき黒こしょう	4振り

作り方

❶ アボカドは皮と種を取り除き、1cm角に切る。

❷ 耐熱カップ2つにアボカド・水気をきった水煮大豆・コンソメ・しょうゆ・水大さじ4（材料外）を分けて入れる。ふんわりとラップをして電子レンジで2分加熱する。

❸ それぞれに湯100ml（材料外）を加えて混ぜる。粉チーズ・粗びき黒こしょうをふる。

point

❷で湯を使わない場合は、加熱の際に水100ml（材料外）ずつを注いで、6分加熱してください。

和風ミネストローネ

この1杯で痛み改善、軟骨修復、血管強化効果が期待できる、具沢山の満腹スープです。

材料（2人分）

ブロッコリー	1/4株（70g）
水煮大豆	1/2缶（60g）
あさり水煮缶	1缶（固形量40g）
トマト缶（カット）	1/4缶
ケチャップ	小さじ2
しょうゆ	小さじ2
砂糖	小さじ1
昆布顆粒だし	2g

作り方

❶ ブロッコリーは小房に分けて小さく切る。水煮大豆は水気をきる。

❷ 耐熱カップ2つにすべての材料を分けて入れる。ふんわりとラップをして電子レンジで4分加熱する。

❸ それぞれに湯100ml（材料外）を加えて混ぜる。

point

あさり水煮缶は汁ごと使います。❸で湯を使わない場合は、加熱をする際に水100ml（材料外）ずつを注いで、7分加熱してください。

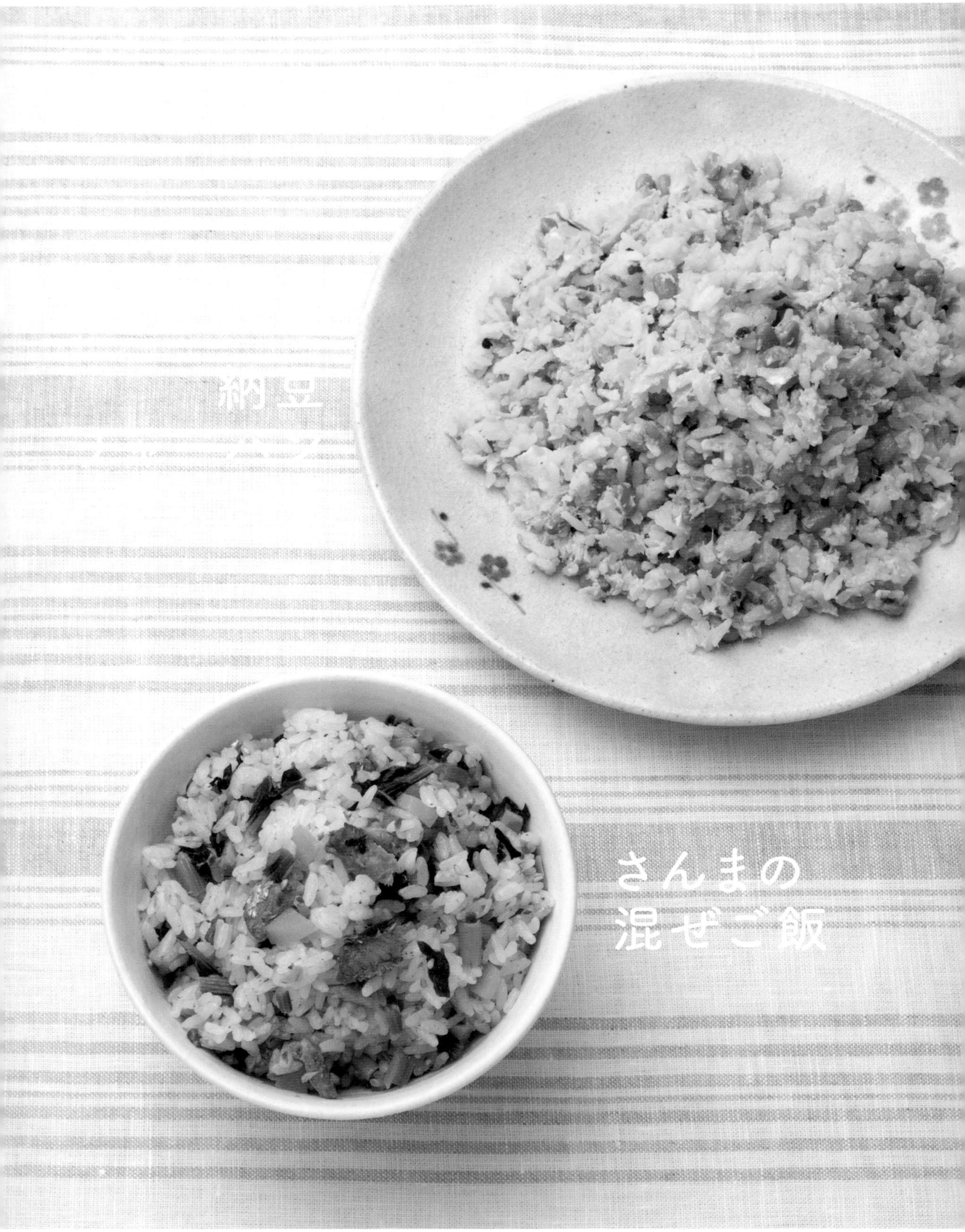
さんまの
混ぜご飯

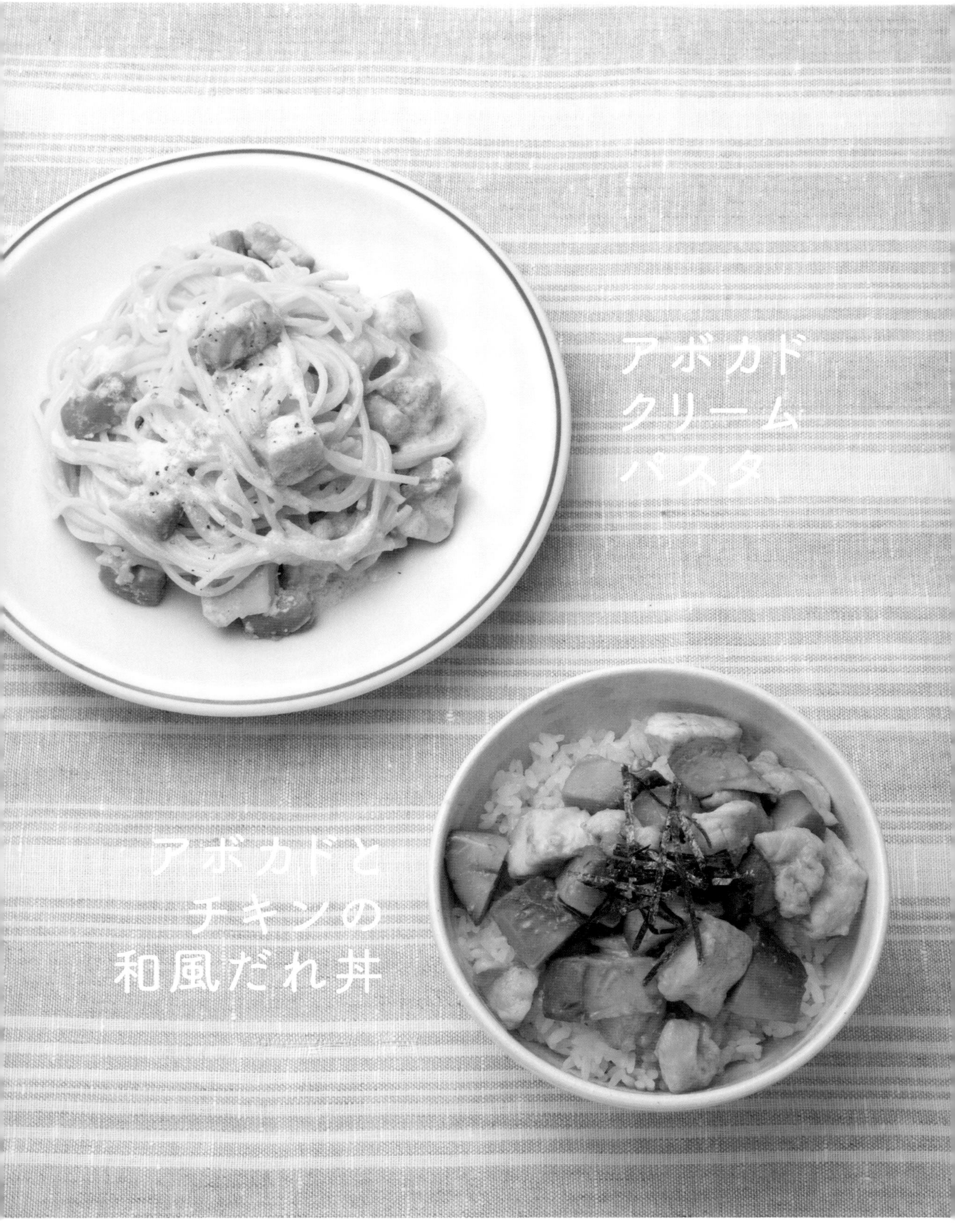
アボカド
クリーム
パスタ
アボカドと
チキンの
和風だれ丼

納豆チャーハン

ツナ缶には持久力UP、疲労回復効果のあるアンセリンが含まれていて、筋肉増強に役立つ食材。卵も加えて1皿で栄養満点です。

材料（2人分）

- 納豆（たれ・からし）……2パック
- ブロッコリースプラウト……15g
- ツナ缶（水煮）……1缶（70g）
- 卵……2個
- ごま油……大さじ2
- ご飯……2膳分
- A
  - 中華だしの素……小さじ2
  - しょうゆ……小さじ2
  - ごま……小さじ1

作り方

❶ ブロッコリースプラウトは細かくきざむ。

❷ 耐熱容器に納豆（たれ・からし）・水気をきったツナ缶・卵・ごま油を入れて混ぜる。ラップをせず、電子レンジで1分30秒加熱する。

❸ ❷にブロッコリースプラウト・ご飯・Aを加えて混ぜ合わせる。ラップをせずに電子レンジで3分加熱する。よく混ぜて皿に盛る。

さんまの混ぜご飯

さんまのカルシウムと小松菜のビタミンKが一緒に摂れる、骨を強くする一品。

材料（2人分）

- さんま缶（味付け）……1/2缶（50g）
- 小松菜……1株（50g）
- にんじん……1/4本
- 昆布顆粒だし……2g
- 塩……ひとつまみ
- 白ごま……小さじ1
- ご飯……2膳分

作り方

❶ 小松菜は1㎝幅に切る。にんじんは5㎜厚さの角切りにする。

❷ 耐熱容器にさんま缶を汁ごと入れ、ほぐす。小松菜・にんじん・昆布顆粒だし・塩を加えて混ぜ合わせる。ふんわりとラップをして電子レンジで3分加熱する。

❸ ❷・白ごまをご飯に混ぜる。

アボカドクリームパスタ

牛乳のかわりに豆乳を使うことでヘルシーに、そして軟骨成分もプラス。アボカドと絡めてクリーミーに仕上げます。

材料（2人分）

- スパゲティ……200g
- 塩……小さじ1
- アボカド……1個
- 豆乳……200ml
- A
  - オリーブオイル……大さじ2
  - にんにく……2かけ
  - コンソメ……小さじ2
  - みそ……小さじ1/2
- 粗びき黒こしょう……適量

作り方

❶ 耐熱容器にスパゲティを入れ、水500ml（材料外）・塩を加える。ふんわりとラップをして電子レンジで袋の表記の時間に4分プラスして加熱する。ザルに上げてほぐし、再び耐熱容器に入れる。

❷ アボカドは皮と種を取り除き、1cm角に切り、にんにくはみじん切りにする。❶にAを加えて混ぜ合わせ、豆乳・アボカドを加える。ふんわりとラップをして電子レンジで3分加熱する。

❸ 皿に盛り、粗びき黒こしょうをふる。

point

スパゲティが耐熱容器に入らない場合は半分に折って入れます。スパゲティは1.6mm、ゆで時間7分のものを使用しています。

アボカドとチキンの和風だれ丼

高たんぱくで筋肉増強、疲労回復効果もある鶏むね肉がたっぷり。アボカドと和えて、まろやか旨辛和風丼です。

材料（2人分）

- 鶏むね肉……1枚（300g）
- A
  - 片栗粉……小さじ1
  - 和風だしの素……小さじ1/2
- アボカド……1個
- B
  - しょうゆ……大さじ1・1/2
  - 砂糖……大さじ1
  - 練りわさび……小さじ1/2
- ご飯……2膳分
- きざみのり……適量

作り方

❶ 鶏むね肉は2cm角に切って、Aをもみこむ。耐熱皿に並べ、ふんわりとラップをして電子レンジで4分加熱する。

❷ アボカドは皮と種を取り除き、2cm角に切る。❶に加えて、混ぜ合わせたBを全体にかける。ふんわりとラップをして電子レンジで1分加熱する。

❸ 丼にご飯を盛り、❷と、きざみのりをのせる。

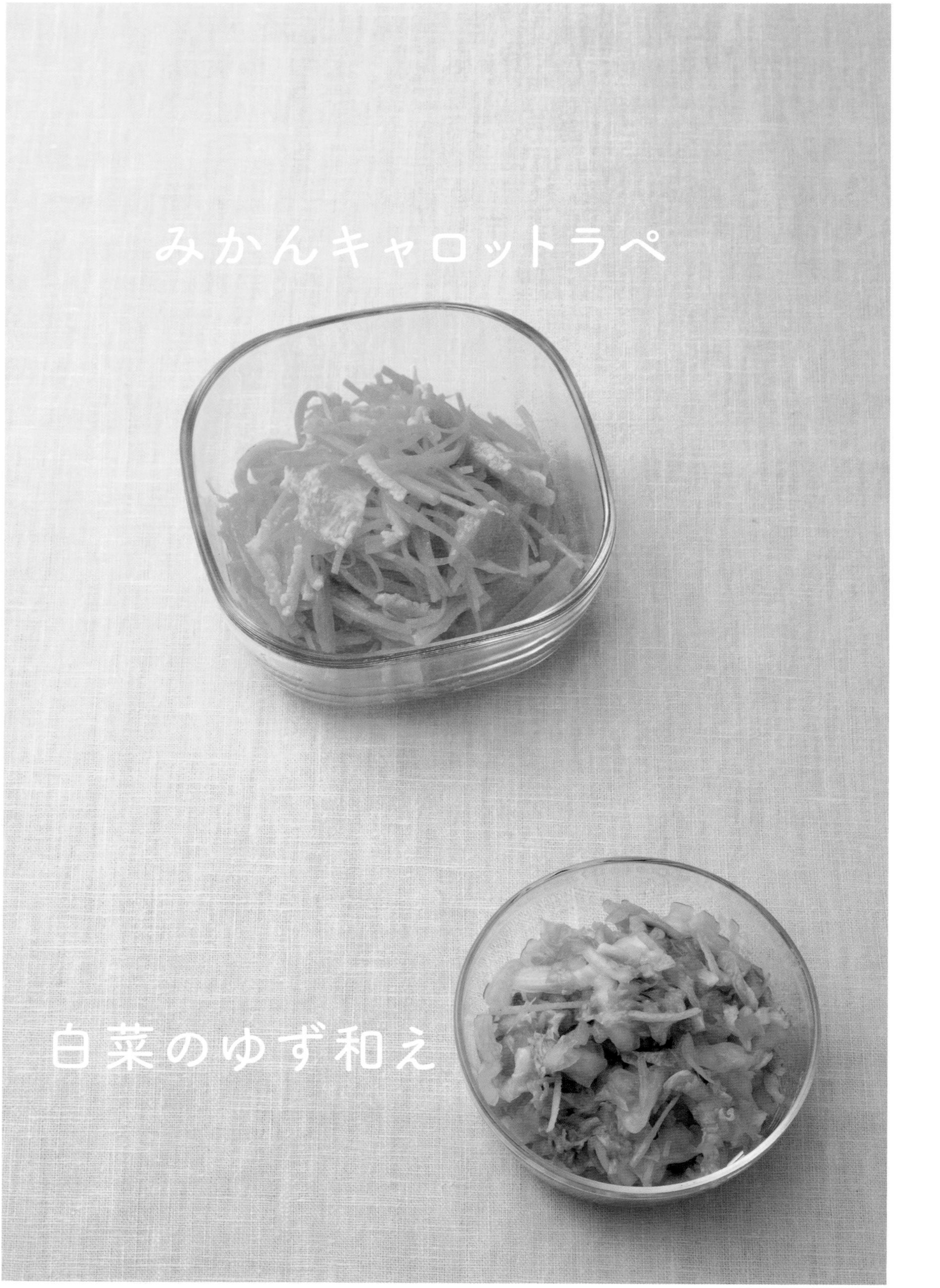
みかんキャロットラペ
白菜のゆず和え

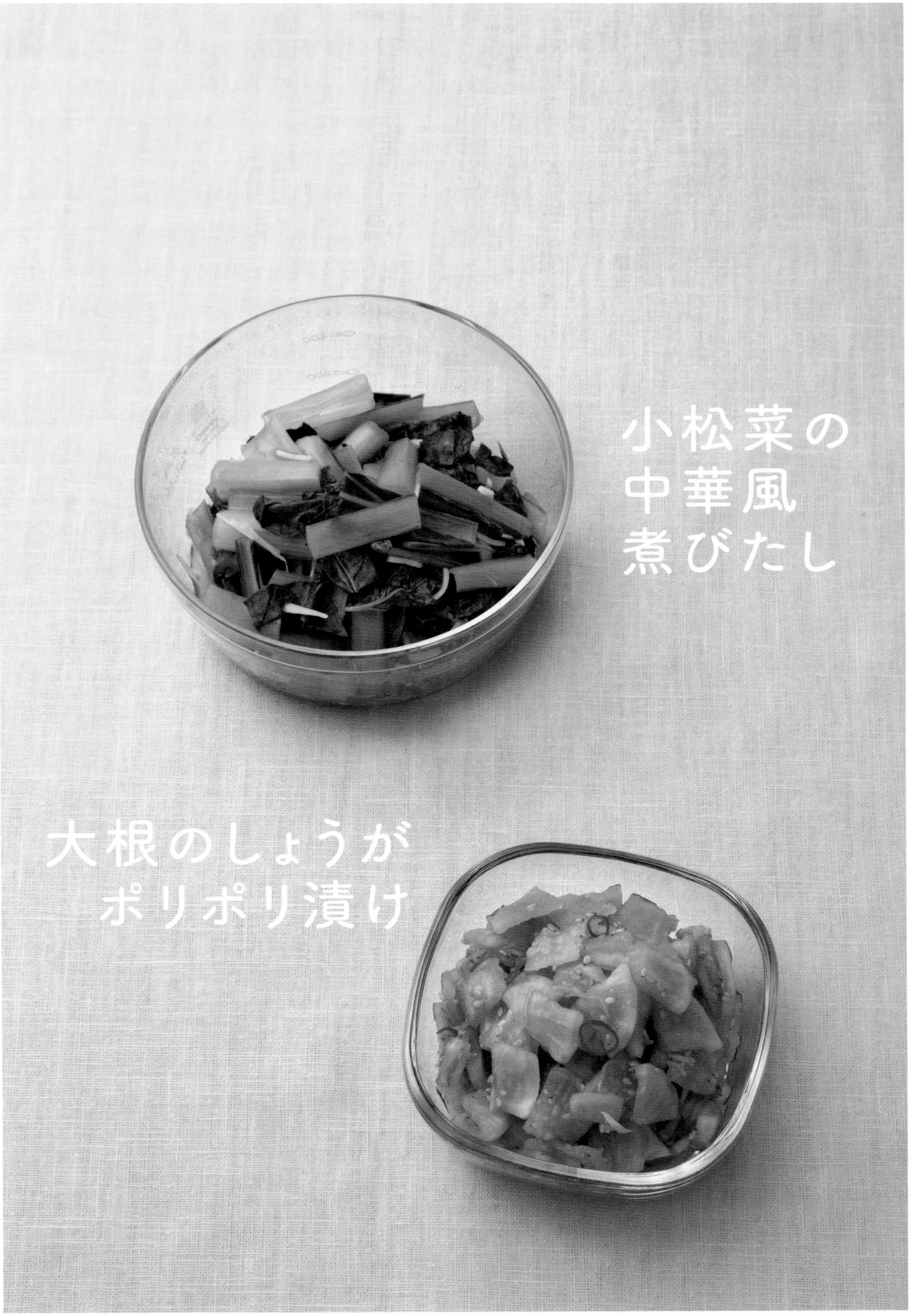
小松菜の
中華風
煮びたし
大根のしょうが
ポリポリ漬け

［冷蔵庫で3日保存可能］

みかんキャロットラペ

こうじ甘酒には柑橘類に含まれるヘスペリジンの吸収を助ける作用があります。血行改善に効率よくアプローチできる一品です。

材料（2人分）

にんじん	1本
こうじ甘酒	大さじ2
みかんの果肉	1/2個分
みかんの皮	1/4個分
レモン汁	小さじ1
塩	小さじ1/3
オリーブオイル	大さじ1

作り方

❶ にんじんは細切りにする。みかんの果肉は一房を縦半分に切る。みかんの皮は細切りにする。

❷ 耐熱容器に材料をすべて入れる。ふんわりとラップをして電子レンジで1分30秒加熱する。

［冷蔵庫で3日保存可能］

白菜のゆず和え

血管強化、血行改善が期待できる白菜とゆずの組み合わせ。ゆずの風味が上品に仕上げてくれます。

材料（2人分）

白菜	2枚（200g）
塩	ふたつまみ
ゆず	1個
しょうゆ	小さじ1
和風だしの素	小さじ1/2

作り方

❶ 白菜は縦半分に切り、5㎜幅のそぎ切りにする。ゆずは果汁を絞り、皮（ゆず1/4個分程度）を千切りにする。

❷ 耐熱容器に白菜を入れ、塩をふってもみこむ。ふんわりとラップをして電子レンジで30秒加熱する。

❸ ❷をザルに上げて流水で冷まし、水気を絞ってボウルに入れる。ゆずの果汁・皮・しょうゆ・和風だしの素を加えて和える。

［冷蔵庫で3日保存可能］

小松菜の中華風煮びたし

ビタミンK、カルシウムが豊富な小松菜を中華風の煮びたしに。しょうがの風味がアクセントに。

材料（2人分）

小松菜	3株（150g）
しょうが	1かけ（10g）
中華だしの素	大さじ1/2
しょうゆ	小さじ1
みりん	小さじ1

作り方

❶ 小松菜は3㎝幅に切る。しょうがは細切りにする。

❷ 耐熱容器に材料をすべて入れる。ふんわりとラップをして電子レンジで2分加熱する。加熱後よく混ぜる。

［冷蔵庫で5日保存可能］

大根のしょうがポリポリ漬け

大根のポリポリ食感が心地いいお漬物。痛みを改善するしょうがを加えて、痛みケアも忘れません。

材料（2人分）

大根		8㎝分（320g）
塩		小さじ2
A	砂糖	大さじ2・1/2
	しょうゆ	大さじ2
	酢	大さじ1
	しょうが	1かけ（10g）
	白ごま	大さじ1
	鷹の爪輪切り	1本分

作り方

❶ 大根は2㎝角の薄切りにし、塩をもみこんで一晩おく。しょうがは細切りにする。

❷ 耐熱容器にAを入れる。ふんわりとラップをして電子レンジで2分加熱する。

❸ 大根の水気を絞り、❷に加えて混ぜ合わせる。粗熱がとれたらポリ袋に入れて一晩おく。

point

大根を混ぜてすぐでも食べられますが、一晩おくと味がしみて一層おいしくなります。

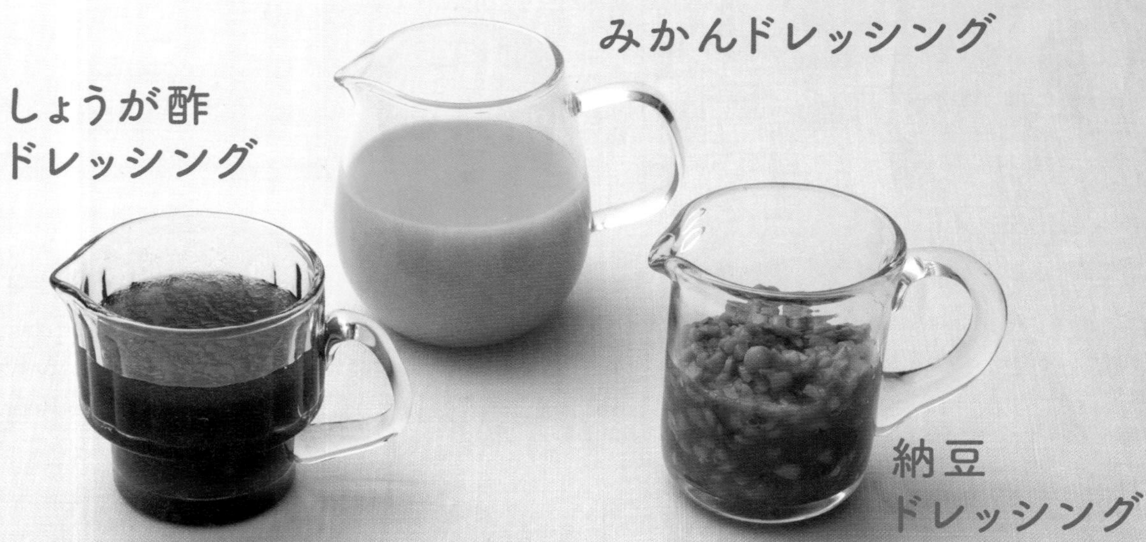

納豆ドレッシング

ひきわり納豆は粒の納豆よりもビタミンKが多く含まれます。ドレッシングで手軽に摂取しましょう。

材料（2人分）

	ひきわり納豆	1パック
A	しょうゆ	大さじ1
A	みりん	大さじ1
A	酢	大さじ1
A	ごま油	小さじ1
A	砂糖	小さじ1
A	塩	少々
A	こしょう	少々
	かつお節	2g

point
ひきわり納豆がない場合は、納豆を細かくきざんで使います。

作り方

❶ 耐熱容器にAを入れる。ふんわりとラップをして電子レンジで30秒加熱する。
❷ ❶にひきわり納豆・かつお節を加えて混ぜ合わせる。

みかんドレッシング

みかんの皮も使ったヘスペリジンたっぷりのドレッシング。野菜だけでなく、ヨーグルトや肉料理にも合います。

材料（2人分）

A	みかんの果肉	2個分
A	みかんの皮	1/2個分
A	塩	小さじ1
A	こしょう	少々
A	酢	小さじ1
	オリーブオイル	大さじ1

作り方

❶ みかんの皮を細切りにする。
❷ 耐熱容器にAを入れる。ふんわりとラップをして電子レンジで2分加熱する。
❸ ❷とオリーブオイルをフードプロセッサーまたはミキサーにかけて、なめらかにする。

しょうが酢ドレッシング

痛みをやわらげるしょうがを使ったドレッシング。加熱するとお酢の酸味がまろやかになり食べやすくなります。

材料（2人分）

しょうが	1かけ（10g）
酢	小さじ2
砂糖	小さじ2
塩	ふたつまみ
しょうゆ	大さじ1
オリーブオイル	大さじ1

作り方

❶ しょうがはすりおろす。耐熱容器に材料をすべて入れる。ふんわりとラップをして電子レンジで30秒加熱する。

アボカドカナッペ

アボカドには軟骨修復のほかに、痛みを即効的にやわらげる作用があります。カナッペなら手軽に食べられます。

材料（2人分）

アボカド	1/2個
クリームチーズ	1個（18g）
はちみつ	小さじ1
ピンクペッパー	適量
クラッカー	適量

作り方

❶ アボカドは皮と種を取り除き、5㎜幅に切る。耐熱容器にアボカド・クリームチーズを入れる。ふんわりとラップをして電子レンジで1～2分加熱する。フォークなどでざっくりとつぶす。

❷ ❶を皿に盛り、はちみつをかけてピンクペッパーをのせ、クラッカーを添える。

きな粉の甘酒もち

ダイエットしていても食べたくなる甘いもの。こうじ甘酒を使えば脂肪燃焼効果があるので罪悪感なし。

材料（2人分）

片栗粉	大さじ2
こうじ甘酒	100ml
砂糖	大さじ1
きな粉	大さじ1

作り方

❶ 耐熱容器に片栗粉・こうじ甘酒を入れて混ぜる。ふんわりとラップをして電子レンジで1分加熱する。取り出して全体を混ぜる。再度、ふんわりとラップをして電子レンジで20秒加熱して混ぜ、一口大に丸める。

❷ 砂糖ときな粉を混ぜ、❶にまぶす。

point

加熱後、固まっていないようだったら追加で20秒程度ずつ加熱してください。できたてがおいしく召し上がれます。

炒り大豆

軟骨成分のステロールは空腹時に食べると吸収率がアップ。糖分や塩分を気にせず食べられる炒り豆はおやつに最適です。

材料（2人分）

乾燥大豆	100g

作り方

❶ 大豆を水洗いし、耐熱容器に広げる。

❷ ラップをせずに、電子レンジで3～4分加熱する。

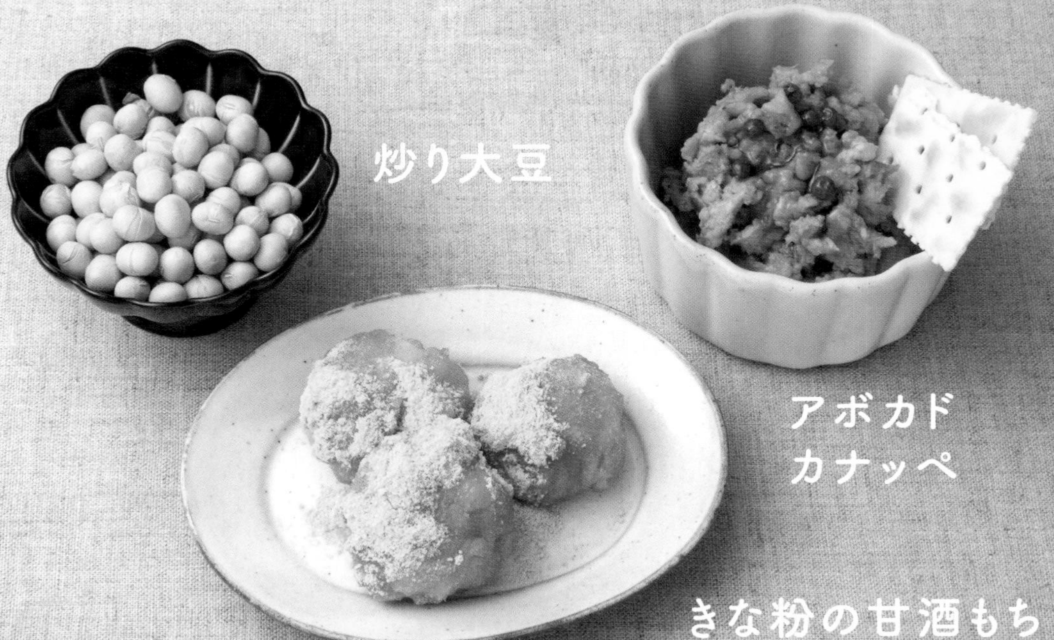

〈監修者〉

戸田佳孝（とだ・よしたか）

医療法人貴晶会　戸田整形外科リウマチ科クリニック院長　医学博士

1960 年大阪生まれ、1986 年関西医科大学卒業、1991 年英国王立整形外科病院留学、1992 年関西医科大学大学院整形外科学卒業。1997 年に米国タフツ大学に招聘研究員として留学し、肥満と変形性ひざ関節症の関係について研究する。1998 年大阪府吹田市に貴晶会戸田リウマチ科クリニック（☎ 06-6387-4114）を開院。手術をしないで変形性ひざ関節症を治す方法（保存的治療）の研究を続けている。2004 年、足底板の研究で開業医としては史上初の日本整形外科学会奨励賞を受賞。2020 年には日本臨床整形外科学会学術奨励賞を受賞。著書に『1 回 1 分腰痛が消えるちょいトレ』（三笠書房）、『1 日半分のアボカドでひざの痛みはラクになる』（河出書房新社）など多数。

〈料理〉

熊橋麻実（くまはし・まみ）

管理栄養士

兵庫県たつの市出身。保育園、社員食堂、タワーマンション内カフェの専属管理栄養士、料理教室アドバイザー、児童養護施設の管理栄養士業務に携わる。現在は、企業のレシピ開発、飲食店メニュー監修、コラム執筆、セミナー、イベント講師などを行う。自身が料理下手だったこともあり、「絶対失敗しない、おいしい、見栄えがする」かつ「栄養バランスがとれている、簡単で手軽な材料で作れる」をモットーにレシピを考案。また料理が苦手・不安な方への料理サポートも行う。

装幀・本文イラスト　やまだやすこ
装幀デザイン　村田隆（bluestone）
本文デザイン・組版　朝日メディアインターナショナル株式会社
撮　　影　大坊　崇（igotta）
スタイリスト　大坊香緒里（igotta）

ひざの名医が食べている
ひざの痛みがやわらぐレンチンレシピ

2021年 8 月10日　第 1 版第 1 刷発行

監修者　戸田佳孝
発行者　櫛原吉男
発行所　株式会社PHP研究所
京都本部　〒601-8411　京都市南区西九条北ノ内町11
〔内容のお問い合わせは〕教 育 出 版 部 ☎ 075-681-8732
〔購入のお問い合わせは〕普及グループ ☎ 075-681-8554
印刷所　大日本印刷株式会社

ISBN978-4-569-85023-8